LEBENSPOWER^3 = Fitness + Ernährung + mentale Power
Andreas Bösch

3. Auflage 2015
BUCHER Verlag, Hohenems – Wien – Vaduz
www.bucherverlag.com

Gestaltung: Bruno Reis, Hohenems
Druck: BUCHER Druck
Printed in Austria

ISBN 978-3-99018-214-7

Andreas Bösch

LEBENS POWER^3

FITNESS + ERNÄHRUNG + MENTALE POWER

BUCHER

Vorwort

Jeder von uns weiß um die Einheit von Körper, Geist und Seele. Nur wenn sie im Einklang sind, fühlen wir uns wohl, nur dann verfügen wir über hohe Lebensqualität. So ist es im Grunde verwunderlich, wie wenig wir uns oftmals gerade um unseren Körper kümmern. Zwar bekommt er Zufuhr an Energie – häufig leider zu viel – und wird sicherlich auch äußerlich gepflegt. Aber wie sieht es mit Fitness und Kraft, den Muskeln und der Kondition aus? Ernähren wir uns ausgewogen? Und wie steht es um die „Hygiene" im Kopf, also um unsere Gedankenwelt?

Bei all diesen Dingen haben viele Menschen erheblichen Handlungsbedarf, wie Andreas Bösch aus seiner beruflichen Praxis weiß. Und was ihm auch klar ist: Mit schlichten Aufforderungen, sich doch mehr zu bewegen und gesünder zu essen, hilft man niemandem. Aus dieser Erkenntnis wuchs die Motivation, die Erfahrung zahlreicher Jahre als Personal Fitness Trainer und Mentalcoach in einem Buch zu bündeln. „Lebenspower" hat er zu recht seinen Ratgeber genannt, in dem es um mehr Energie, um Leistungsfähigkeit, um umfassende Gesundheit geht.

Die Stärke von Andreas Bösch ist die Kombination von grundsätzlichem Wissen und alltagsorientierten Tipps. So verführt er den Leser geradezu zum Verlassen der Komfortzone, indem er den Wunsch nach Vitalität und emotionaler Ausgeglichenheit weckt. Es wird deutlich, wie wichtig konkrete Ziele sind, wenn man ins Handeln kommen will. Andreas hat aber auch an die Phase gedacht, die nach dem Entschluss folgt, etwas grundsätzlich zu ändern. Mit sofort umsetzbaren Tipps bis hin zu detaillierten Wochenplänen nimmt er uns jede Ausrede für Passivität. Ich weiß aus der Erfahrung mit vielen meiner Seminarteilnehmer: Dieses Buch hat tatsächlich die Power, das Leben nachhaltig zum Positiven zu verändern!

Entscheidend dabei ist für mich der ganzheitliche Ansatz. Andreas widmet sich der Verbesserung der Fitness, aber auch der Ernährung und dem Einfluss der Gedanken. Diese drei Faktoren bestimmen über den physischen und den mentalen Energielevel, die niemals unabhängig voneinander sind, sondern sich vielmehr wechselseitig beeinflussen. Erfolg und Zufriedenheit haben ihre Quellen also ebenso im zielgerichteten Kraft- und Ausdauertraining wie im Kochtopf und in psychischer Ausgeglichenheit.

Andreas kennt die Wege zu einem Gleichgewicht von In- und Output, von Anspannung und Entspannung. Seine Botschaft lautet: Jeder kann diese Balance erreichen, doch er muss dafür aktiv werden, muss so manche Gewohnheit ablegen. Das ist alles andere als leicht, es erfordert Mut, Überwindung und Selbstvertrauen. Alles das finden Sie letztendlich nur in sich selbst, doch dieses Buch kann Sie dabei unterstützen.

Viel Spaß beim Lesen und vor allem beim Umsetzen wünscht Ihnen
Ihr Jörg Löhr

Inhaltsverzeichnis

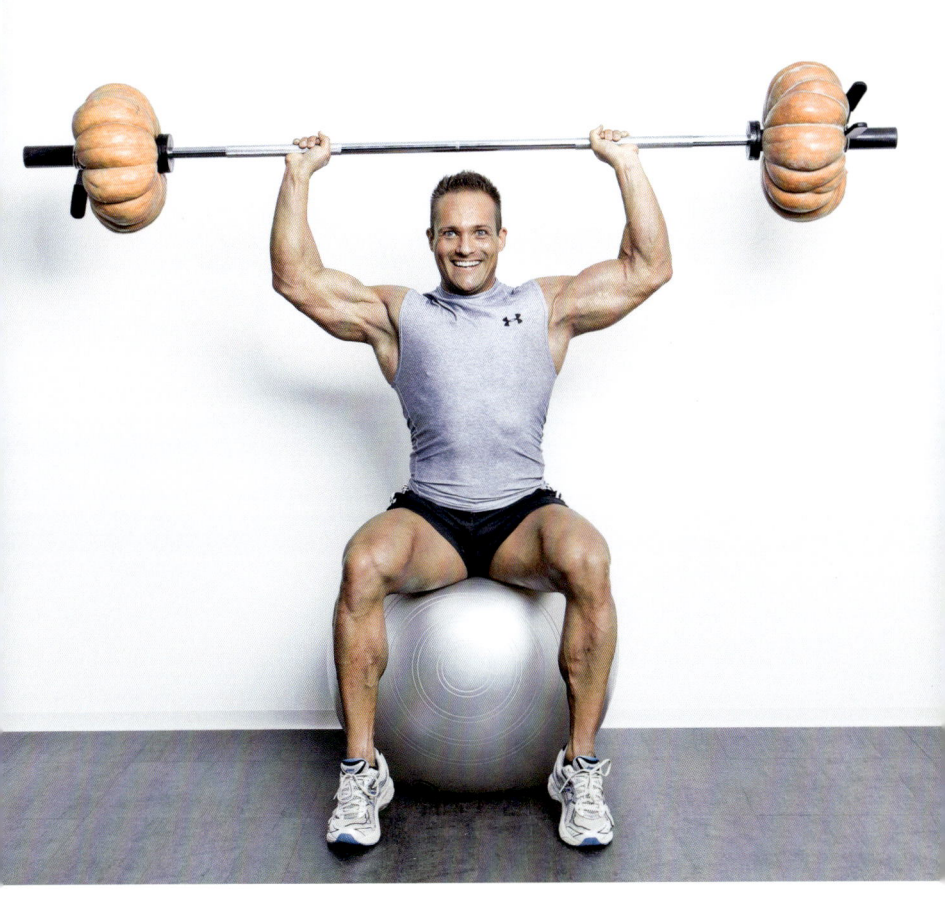

Knackig oder klapprig
Fit oder schlapp
Gesund oder krank
Leistungsfähig oder kraftlos

SIE ENTSCHEIDEN ÜBER IHRE LEBENSQUALITÄT!

Sind Sie bereit, ab heute jeden Tag fitter und gesünder zu werden?

Dann lassen Sie uns loslegen. Ihr Bewegungsapparat ist das einzige „Organ" Ihres Körpers, das Sie direkt verändern können. Anders als Ihren Nieren können Sie Ihren Muskeln klare Befehle zur Verbesserung geben. Doch Vorsicht: Das ganze Spiel funktioniert auch in die andere Richtung. Das Prinzip „use it or lose it" ist für Ihren Körper das Motto Nummer 1.

Übernehmen Sie EIGENVERANTWORTUNG für Ihr Leben. Niemand, außer Sie selbst, ist für Ihr Glück verantwortlich. Das kling hart – ist aber so! Sie können das den Lebensgesetzen oder banalen Sprichwörtern wie „So wie Du in den Wald hineinrufst, so kommt es zurück" zuordnen. Letztlich werden Sie das ernten, was Sie säen.

Ist Ihre Saat gesunde Ernährung, Sport und eine positive Lebenseinstellung, so werden Sie gesund und energiegeladen durchs Leben marschieren. Ergreifen Sie den Weg des Sportmuffels, essen häufig Fastfood und schauen viel fern, dürfen Sie sich über Antriebslosigkeit und Pessimismus nicht wundern.

Wünschen Sie sich mehr Lebensqualität? Dann handeln Sie – Sie alleine profitieren von Ihrer Gesundheits- und Fitnessmission. Vielleicht dachten Sie bisher, das sei eine „Mission Impossible"?!

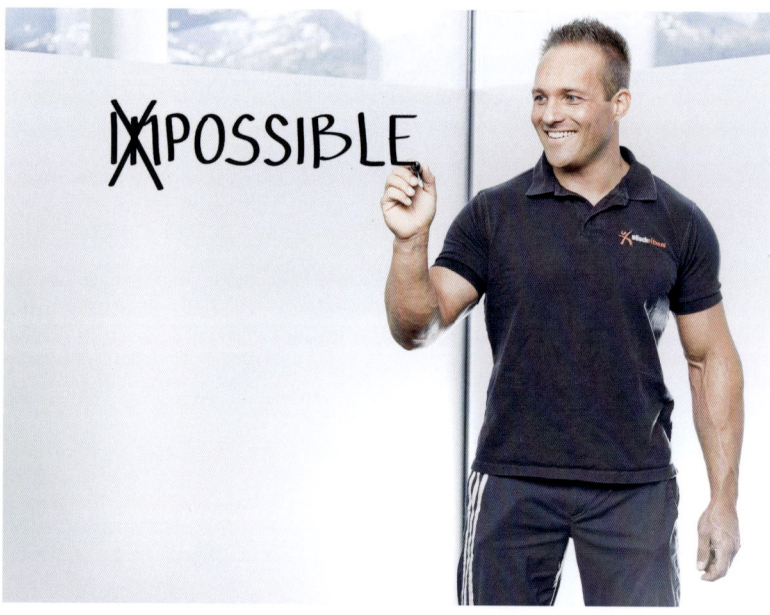

Ich kann Sie beruhigen. Mit hunderten von Menschen habe ich bereits gearbeitet, von Kindern bis zu über 80-Jährigen, von magersüchtigen bis schwergewichtigen Menschen. Wer diesen Weg konsequent geht, erreicht (s)ein Ziel: ERFOLG!

Entschließen Sie sich, ab heute täglich etwas fitter und gesünder zu werden. Gerne unterstütze ich Sie mit meiner jahrelangen praktischen Erfahrung.

Richtig fit im Alltag – das ist das Ziel der meisten Menschen.
Doch warum sind es die wenigsten?

Ich behaupte: Es ist ganz leicht, fit zu werden!
Warum machen es so wenige? Weil *nichts tun* noch leichter ist!

Wenn ich von fit spreche, rede ich nicht vom „Sixpack" oder vom Marathonläufer. Es geht vielmehr um

Ihre Gesundheit
Ihr Wohlbefinden
Ihre Leistungsfähigkeit

Kurz gesagt, es geht um **Ihre** Lebensqualität!

Eigentlich sind die Menschen heute bestens aufgeklärt. Alle wissen, dass Chips und Schokolade nicht gesünder und schöner machen. Alle wissen, dass regelmäßige Bewegung sehr gut wäre. Die Mehrzahl der Menschen weiß, **wie** es geht.

Die Frage ist somit nicht: „Können Sie es?" sondern „Werden Sie es auch **tun**?"

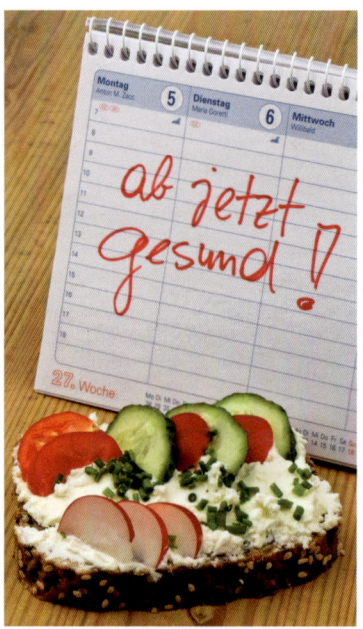

Natürlich können Sie draußen walken. Natürlich können Sie jeden Tag Obst und Gemüse essen. Natürlich können Sie den Fernseher ausgeschaltet lassen (und somit Ihr Gedankengut vor Psycho-Müll schützen).
Doch auch hier ist die große Frage: Tun Sie es auch?

Kennen Sie das?
Sie erklimmen drei Stockwerke bis zu Ihrem Büro. Oben angekommen, hoffen Sie, jetzt niemanden zu treffen. Denn: Ihnen fehlt der Atem, um zu grüßen! Sie kennen das nicht? Gut, dass es mittlerweile fast überall Aufzüge gibt – richtig?

Egal, wer Ihnen verspricht, dass Sie Ihre Traumfigur locker und leicht ohne Anstrengung erreichen können – glauben Sie ihm nicht!

Sie können Ihr Ziel erreichen, doch Sie werden dafür „arbeiten", Disziplin an den Tag legen und Entschlossenheit zeigen müssen.

Doch ich verspreche Ihnen: ES LOHNT SICH!

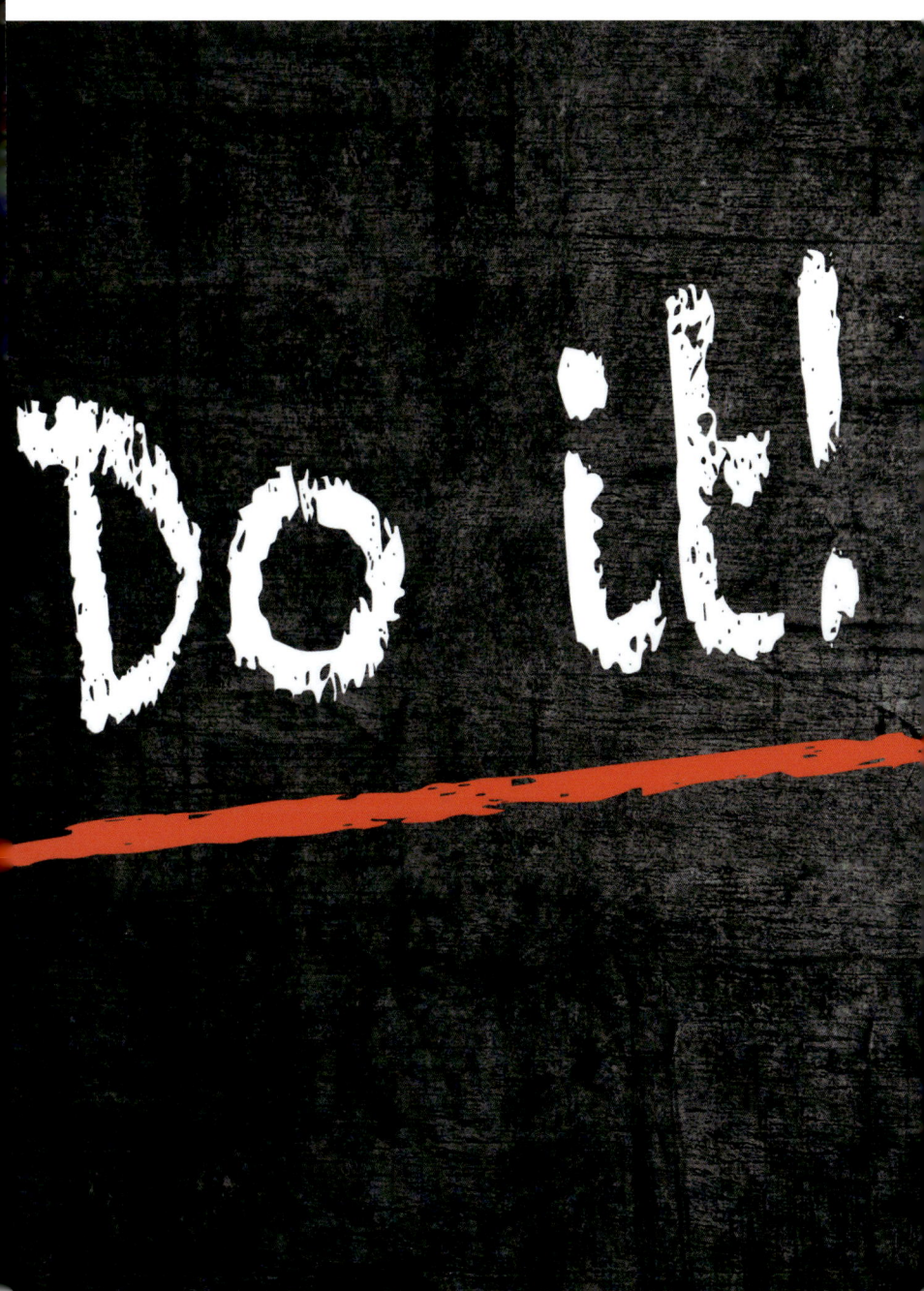

Was Sie von diesem Buch/Programm erwarten können

Vorausgesetzt, Sie entscheiden sich, dieses Programm umzusetzen, erwarten Sie mehr Lebensqualität und Leistungsfähigkeit.

Was bedeutet das im Detail?

- Sie erlangen mehr POWER. Nicht nur im Sport, sondern in allen Lebensbereichen wie Beruf, Freizeit, Beziehungen sowie mehr Selbstbewusstsein und Durchsetzungskraft.

- Sie steigern Ihre Gesundheit. Ihr Diabetes- und Herzinfarktrisiko minimieren Sie deutlich.

- Ihr Blutdruck profitiert vom natürlichen „Medikament" Sport.

- Sie senken Ihren Ruhepuls und sparen dadurch Millionen von Herzschlägen ein.

- Ihre Blutfette, wie beispielsweise Cholesterin, werden positiv beeinflusst.

- Durch mehr Muskelmasse verbrennen Sie mehr Kalorien. Das bedeutet, Sie können mehr essen, ohne zuzunehmen.

- Sie schlafen besser. Denn mehr Bewegung fördert den gesunden und regenerativen Schlaf.

- Sie stärken Ihr Immunsystem. Sie „husten" auf die nächste Grippewelle.

- Sie bauen negativen Stress ab.

- Sie sind glücklicher. Glückshormone sind mit Sport eng verbunden – Lebenslust statt Lebensfrust.

- Ihr Selbstwertgefühl steigt, topfit fühlen Sie sich einfach wohler.

- Sie sehen besser aus. Moderates Training und gesunde Ernährung zeigen sich in allen Facetten Ihres Körpers.

In diesem Buch erfahren Sie umsetzbares und praxiserprobtes Wissen. Es beantwortet Fragen wie:

· Was kann ich tun, um leistungsfähiger zu werden?
· Wie kann ich mein Energieniveau steigern?
· Wie verbessere ich meine Gesundheit?

Mein Konzept habe ich nicht aus Büchern entwickelt – nein, dieses Konzept lebe ich selbst erfolgreich seit 20 Jahren.

Meine persönlichen Erkenntnisse und die Ergebnisse meiner Klienten habe ich ständig verbessert und optimiert.
Das Ergebnis ist ein Erfolgsprogramm, von dem ich weiß, dass es funktioniert. Ich WEISS es. Das unterscheidet sich deutlich von dem, was für die meisten Menschen beim Abnehmen oder Fitter-werden zutrifft: sie hoffen, dass es klappt!

Ob Sie dieses Buch „nur" lesen oder auch wirklich umsetzen, liegt an Ihnen. Wenn Sie wirklich etwas verändern wollen, rate ich Ihnen zu Option Nr. 2. Sie erkennen bereits jetzt, dass Eigenverantwortung unumgänglich ist. Gerne biete ich Ihnen meine Hand als Coach und gehe den Weg mit Ihnen gemeinsam.

Zehn Schritte zu mehr Lebensqualität

Definieren Sie Ihr Herzensziel
...*Ihr* persönliches Ziel, nicht das der Gesellschaft

Treffen Sie eine klare Entscheidung
...ohne Wenn und Aber

Lassen Sie sich professionell beraten und unterstützen
...weil Sie so schneller ans Ziel kommen

Legen Sie los
...innerhalb von 72 Stunden

Keine Ausnahmen im ersten Monat
...neue Gewohnheiten brauchen Konsequenz

Geben Sie dem Projekt die nötige Priorität
...nebenbei zehn Kilogramm abnehmen funktioniert nicht

Erstes Ziel – erste Etappe
...teilen Sie Ihr Ziel in kleinere Etappen ein

Kennen Sie Ihr „WARUM"?
...das ist der wichtigste Motivator

Werden Sie verbindlich
...erzählen Sie einem vertrauten Menschen von Ihrem Vorhaben

Schreiben Sie es auf
...notieren Sie Ihr Ziel auf ein Blatt Papier und hängen Sie es auf

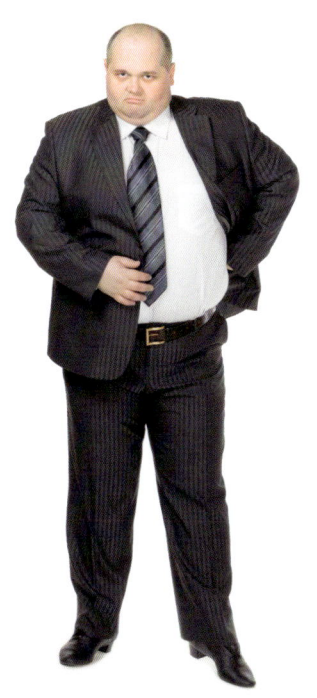
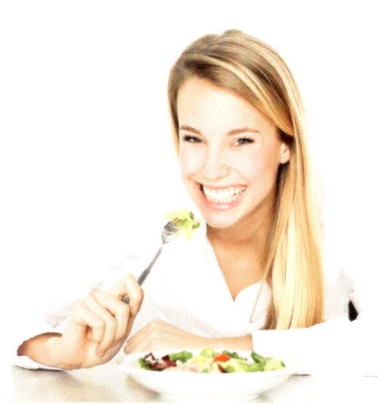

Frank Krank und Brit Fit

Durch dieses Buch begleiten Sie Brit Fit und Frank Krank. Sie kennen beide Charaktere. Ein Stück weit finden wir uns in Ihnen wieder – auch wenn uns das nicht immer recht ist.

Jeder hat Stärken und Schwächen. Vielleicht sind Ihre Stärken nicht immer in den Bereichen angesiedelt, in denen Sie gerne stark sein würden. Ich bin überzeugt, Sie sind diszipliniert und zielstrebig. Sei es im Beruf, bei Ihrem Hobby oder in einer sonstigen geliebten Tätigkeit. Die Kunst ist es, diese Stärken auch auf Ihre Gesundheit und Fitness zu übertragen.

Es geht nicht darum, Ihre Schwächen ständig zu bearbeiten, um besser zu werden. Ich denke, es reicht aus, Schwächen so weit im Griff zu haben, dass diese uns im Leben nicht bremsen. Aus wirklichen Schwächen eine Stärke zu machen, halte ich für äußerst schwierig und sehr ineffizient. Konzentrieren Sie sich auf Ihre Stärken, und werden Sie dort zum Profi.

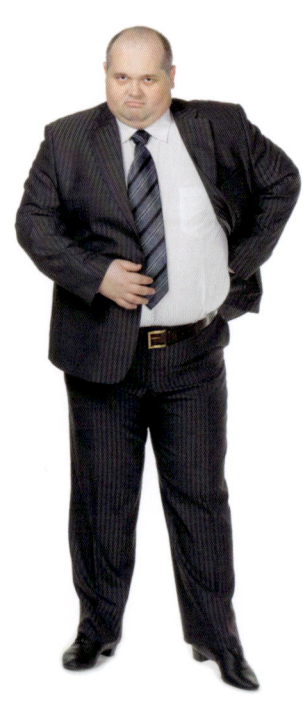

Frank Krank

Frank ist ein Geschäftsmann Anfang fünfzig. Er führt zwei eigene Unternehmen. Da Frank Krank „Unternehmer" und nicht „Unterlasser" ist, gehört er eindeutig zu den „Machern". Sein Ehrgeiz resultiert aus Erfolgen – leider nur im Business.

Seine körperliche und seelische Verfassung zahlen den Preis für das ständige Rackern. Hoher Blutdruck, Schlafstörungen und ein „überstandenes" Burnout zieren seine Krankenakte.

Sport gibt es für Herrn Krank nur im Fernsehen. Ein „verdientes und entspannendes" Bier (oder mehrere) am Abend sind die Belohnung für die geistig anstrengende, aber sitzende Tätigkeit.

Franks Einstellung zum Körper lautet: „Ein Mann ohne Bauch ist kein Mann." In diesem Glaubenssatz widerspiegelt sich auch sein Essverhalten. Gut schmecken soll es, und schnell muss es gehen. Häufiges Essen auswärts und die vielen Kunden-Essen vermehren – unabhängig von der Wirtschaftslage – konsequent sein Hüftgold. Seine Anzüge sind topmodern, denn durch kontinuierliche Gewichtszunahme ist er gezwungen, sich ständig neu einzukleiden.

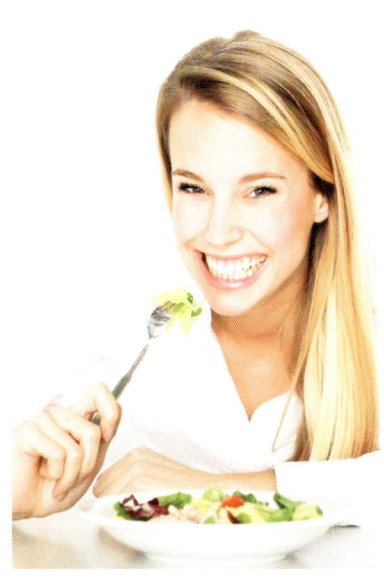

Brit Fit

Brit ist 40 Jahre alt. Sie hat zwei schulpflichtige Kinder und ist nun wieder berufstätig. Brits Interessen sind Kochen, Wandern und Lesen. ihr Körper hat sich seit der Geburt ihrer Töchter verändert. Früher trug Brit Fit Kleidergröße 36. Heute orientiert sie sich eher an Größe 40.

Doch Brit Fit hat sich entschlossen, wieder mehr Augenmerk auf Ihre Figur zu lenken, denn ihr Hobby Wandern macht mit weniger Körpergewicht und mehr Kondition auch deutlich mehr Freude. Ihren Kindern will Brit ebenfalls ein gutes Vorbild sein, denn sie weiß, dass Kinder durch Nachahmung am meisten lernen. Somit kocht und isst Brit gerne gesund.

Ein toller Nebeneffekt der gesunden Lebensweise ist das Anti-aging. Dieses Ziel verfolgt die Mutter nicht, weil sie nicht älter werden möchte, sondern weil sie sich durch diesen Lifestyle rundum wohlfühlt. Das damit verbundene gesteigerte Selbstbewusstsein beschert ihr tolle Erfahrungen und gibt ihr die Anerkennung, die jeder Mensch benötigt.

Salutogenese

Die Salutogenese befasst sich mit unserer Gesundung und mit Dingen, die uns gesund machen. Sie ist das Gegenteil zur Pathogenese, welche die Entstehung und Entwicklung einer Krankheit beschreibt.

Unsere westliche Medizin denkt sehr pathogenetisch. Der Fokus richtet sich auf Behandlung und Früherkennung von Krankheiten. Viele Menschen sind der Ansicht, dass die Vermeidung oder Ausschaltung krank machender Faktoren automatisch zu Gesundheit führt. Dem ist leider nicht so. Dieser Wunsch entspräche in etwa dem, dass Sie, wenn Sie sich nicht traurig fühlen, automatisch superglücklich wären.

Wenn Sie lang anhaltende Gesundheit wollen, müssen Sie salutogenetisch leben. Das bedeutet, dass Sie Ihren Fokus auf attraktive Gesundheitsziele lenken anstatt auf die Vermeidung von Krankheiten. Dass Sie sich entwickeln und nicht versuchen, den natürlichen Verfall zu stoppen. Das kann auch bedeuten, dass Sie sich auf Ihre Ressourcen anstatt auf Ihre Defizite konzentrieren.

Pathogenese ist nichts Verwerfliches, doch sie bildet nur 50 Prozent der Gesundheitsphilosophie, die Salutogenese umfasst die übrigen 50 Prozent. Es ist auch in Ordnung, sich mit den krank machenden Dingen zu beschäftigen, doch bitte nicht ausschließlich oder überwiegend. Natürlich dürfen Sie auch mal pessimistisch denken. Doch wann fühlen Sie sich besser? Mit der Optimismus- oder der Pessimismus-Brille? Wenn die gesund machenden Quellen sprudeln, hat Krankheit keine Chance.

Wenn ich Menschen frage: „Was ist das Wichtigste in Deinem Leben?", höre ich sehr oft „Gesundheit". Der Großteil dieser Menschen verhält sich leider sehr widersprüchlich.

Nehmen Sie Ihren Körper wahr, wenn er gesund ist? Oder muss er erst lärmend, durch negative Symptome, auf sich aufmerksam machen? Das ist übrigens bei Kindern auch so. Wann bekommen sie die größte Aufmerksamkeit? Richtig, wenn sie schreien und „verhaltensauffällig" sind.

Ulrich Schaffer sagt so schön: „Geh Du voran, sagt die Seele zum Körper, denn auf mich hört das Ich nicht. Vielleicht hört das ICH auf Dich, Körper." Schenken Sie Ihrer Gesundheit auf allen Ebenen Aufmerksamkeit, bevor Ihr Körper „schreien" muss!

So abgedroschen es auch klingen mag: Körper, Geist und Seele bilden eine untrennbare Einheit. Wenn sich der spirituelle Esoteriker nur noch mit der „Überwelt" befasst und seine Hülle (Körper) verwahrlosen lässt, hat er diese „Dreifaltigkeit" auch nicht verstanden. Wir brauchen unsere körperliche Hülle, um geistig und seelisch zu wachsen. Ob Sie den Spitzensportler oder den Software-Programmierer betrachten, wir alle benötigen die gesunde körperliche Materie, um unser Leben auf diesem Planeten zu leben.

Nun gibt es eine Vielzahl von Menschen, die behaupten, sie können nicht auf ihre Ernährung achten, hätten keine Zeit für Sport und so weiter. Wenn Sie sagen „Das kann ich nicht", ist das eine Bankrott-Erklärung für Ihren Körper! Es ist so, als würden Sie sagen, zum Tanken habe ich keine Zeit, auch wenn das Tanklämpchen bereits seit 30 Kilometern leuchtet. Fahren Sie ruhig weiter, irgendwann werden Sie garantiert stehen bleiben. Auf Ihren Körper übertragen: Irgendwann werden Sie liegen bleiben.

„Das Leben bestraft uns nicht! Es erzieht uns."

Fokussieren Sie sich auf Gesundheit

Mein Konzept vereint Fitness und Gesundheit. Unsere moderne Zeit über-
gewichtet Aussehen gegenüber Gesundheit – zumindest solange die Menschen das Gefühl haben, gesund zu sein. Es gibt unzählige Diäten, die
Gewichtsreduktion zu Lasten der Gesundheit in Kauf nehmen. Ich sage
Ihnen: Ihre Figur ist Ansichtssache, doch Ihre Gesundheit bedeutet Lebensqualität!
Doch wann machen sich Menschen Gedanken über Ihre Gesundheit? Richtig: Wenn sie krank sind!

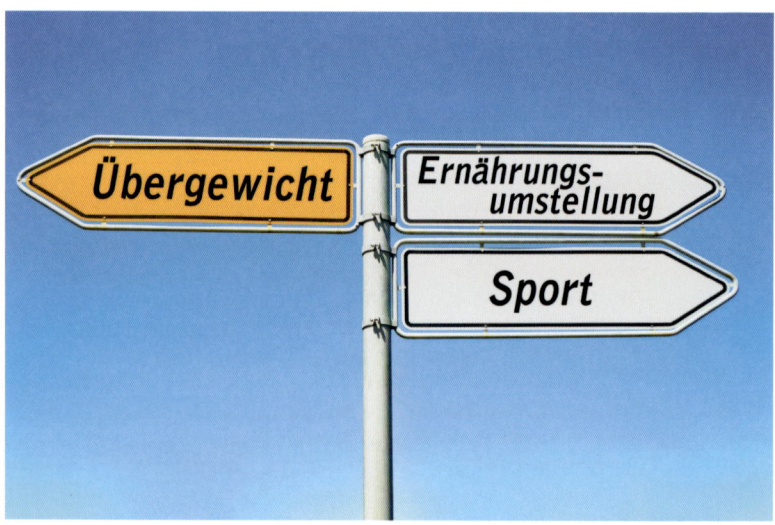

Doch was ist eigentlich Gesundheit? Sind es die Blutwerte, der Blutdruck,
Normwerte der Diagnostik oder einfach nur die Abwesenheit von Krankheit? Sehr oft wird Gesundheit ausschließlich über den Körper definiert –
wie bei einer Maschine. Funktioniert etwas nicht korrekt oder sind Schmerzen fühlbar, wird mit Hilfe der modernen Medizin repariert.

Ich denke, Gesundheit ist ein umfassender Prozess, der Körper, Geist und Seele betrifft. Denken Sie, dass ständige Unzufriedenheit über den eigenen Körper keine Wirkung auf Ihre Gesundheit hat? Das Lebensgesetz von Ursache und Wirkung – säen und ernten – zwingt Ihren Organismus, auf Ihre Gedanken (und Taten) zu reagieren.

Sicher kennen Sie Menschen mit offensichtlich gesundheitsschädigendem Lebensstil, die sich kerngesund fühlen. Ich nehme diesen Personen diese Selbstwahrnehmung auch ab. Leider sind unsere Frühwarnsysteme nicht so offensichtlich und zuverlässig wie die Ölkontroll-Lampen unserer Autos.

Ein Patient geht zur Vorsorgeuntersuchung zum Arzt. Er fühlt sich bestens und gesund. Der Mediziner checkt den Patient durch und wird immer blasser. Der Patient fragt: „Geht's Ihnen nicht gut?" Daraufhin erwidert der Arzt: „Mir schon, aber Ihnen nicht." „Aber ich fühle mich doch gesund", stellt der Patient fest, worauf der Arzt vielleicht antwortet: „Ich sehe aber, dass Sie sehr krank sind."

„Laufe nicht mit Deiner Gesundheit
dem Geld hinterher,
um später mit dem Geld
Deiner Gesundheit hinterher
laufen zu müssen."

Frühwarn-Systeme

Ihr Auto ist mit topmodernen Frühwarnsystemen ausgerüstet! Sobald dem Motor ein Ölmangel droht, leuchtet auch schon ein rotes Lämpchen auf! Gewissenhaft wie Sie sind, schauen Sie sofort nach dem Rechten und füllen gegebenenfalls neues hochwertiges Öl nach! SEHR GUT!

Ihr Körper – Ihr treuester Begleiter – hat leider nicht für alles solche Frühwarnsysteme. Hunger und Durst signalisieren Ihnen recht schnell, woran es mangelt! Viele andere wichtige Körper-Systeme verfügen aber leider nicht über ein sofort wahrnehmbares Warnsystem! Sollten Sie bei jedem fetten Essen einen Tritt in den Hintern bekommen, würden Sie sich zukünftig überlegen, mit was Sie Ihren wunderbaren Körper versorgen!

Eine Art Frühwarnsystem für Ihre Gesundheit könnte so aussehen: Fragen Sie sich ehrlich, WIE Sie mit Ihrer Gesundheit umgehen? Wie sieht Ihr Essen aus? Wie viel Bewegung bekommen Ihre 640 Muskeln? Sorgen Sie für ausreichend Erholung? Denken Sie positiv?
Ich pflege den Mensch zu sagen: „Wie gesund und fit Du bist, ist ein Spiegel Deines Lebensstils!" Verbessern Sie Ihr Verhalten, und Ihr Körper und Geist werden es dem gleich tun!

Das Leben ist gerecht. Was Sie säen, das ernten Sie in der Regel! Säen Sie den bewussten Umgang mit sich selbst, dann ernten Sie Gesundheit, Vitalität und Ausstrahlung!

Ich wünsche Ihnen eine gute Saat und reiche Ernte!

„Gesundheit handelt nicht von zukünftigen Entscheidungen, sondern beschreibt die Zukunft der heutigen Entscheidungen."

Lernen aus Fehlern

Stellen Sie sich vor: Sie fahren mit Ihrem Auto ohne Motoröl. Nach kurzer Zeit stellt sich ein Motorschaden ein. Sie gehen zur Werkstatt und lassen den teuren Schaden reparieren. Anschließend verzichten Sie erneut auf das notwendige Öl und das Ganze wiederholt sich.
Was nützt die Reparatur, wenn Sie anschließend wieder keine Vorsorge betreiben?
Ist das sinnvoll? Nein, und niemand würde das machen!
Sie versorgen Ihr Fahrzeug mit Öl – und wahrscheinlich mit dem besten und teuersten!
Viele dieser Menschen fahren anschließend zum Lebensmittel-Discounter und kaufen das billigste Olivenöl. Was ist Ihnen mehr wert – Ihr Auto oder Ihre Gesundheit?

Angst vor einem Autounfall?

Die meisten Menschen haben diese Angst unbewusst und gurten sich gewissenhaft bei jeder Autofahrt an. Das ist sehr gut und vorbildlich.
Wussten Sie, dass es 52 Mal wahrscheinlicher ist, dass Sie einen Herzinfarkt erleiden, als im Straßenverkehr ums Leben zu kommen?
Nun meine Frage an Sie: Schützen Sie sich auch **aktiv** gegen Herzinfarkt?

Prävention hilft!

Im Jahre 1970 gab es bei ca. 2 Millionen zugelassenen Fahrzeugen in Österreich ca. 2.500 Verkehrstote. 40 Jahre später gibt es in Österreich dreimal mehr Fahrzeuge, aber „nur" noch 500 Verkehrstote jährlich.

FAZIT: + 300 % mehr Fahrzeuge und – 80 % Verkehrstote

Präventive Maßnahmen wie sicherere Autos, Gurtpflicht und Tempolimits tragen maßgeblich zu dieser Reduktion bei.

Sie sehen, dass präventive Maßnahmen wirken. Wenn sich das im globalen Straßenverkehr umsetzen lässt, können Sie das für Ihre eigene Gesundheit allemal!
Im erwähnten Beispiel ist nur der Herzinfarkt berücksichtigt. Die Zahl aller Herz-Kreislauf-Erkrankungen ist um ein vielfaches höher!

Geschenk Gesundheit

Bis auf wenige Ausnahmen kommen wir mit 100-prozentiger Gesundheit auf die Welt – völlig geschenkt –, und genau darin liegt wahrscheinlich auch ein Problem. Denn was geschenkt ist, ist oft nicht viel wert. Mit unserem zivilisierten Lebensstil schaffen wir es oftmals konsequent und flächendeckend, unsere Gesundheit immer weiter zu ruinieren. Schlechte Ernährung, fehlende Bewegung und übermäßiger Konsum von Genussmitteln, wie beispielsweise Alkohol, beschädigen immer mehr das einmalige Geschenk Gesundheit. Dabei wiegen wir uns oft in Sicherheit, denn scheinbar funktionieren wir doch einwandfrei. Wenn Sie einen Menschen mit 40 Prozent seiner Gesundheit fragen, wie es ihm geht, wird er sich vermutlich noch ganz normal fühlen. Normal bedeutet für viele das nicht Vorhanden-sein von Kondition, und auch ihre Leistungsfähigkeit hat nichts mit dem Wort Leistung zu tun.
Plötzlich sind wir bei ca. 30 Prozent unserer möglichen Gesundheit angelangt. Scheinbar plötzlich kommt es zum Herzinfarkt, zum Schlaganfall oder zu einer anderen lebensverändernden Krankheit. Es entstehen Aussagen wie: „Er war immer gesund und plötzlich dieser Herzinfarkt."
Nun kommt bei den (meisten) Betroffenen das große Erwachen. Wie selbstverständlich kann jetzt mit dem Rauchen aufgehört werden, werden weniger Stunden gearbeitet und auch die Ernähung wird umgestellt.
Warum muss es zuerst zu dieser schmerzlichen Situation kommen? Ich kann es Ihnen sagen: Weil Menschen über zwei Motivationssysteme verfügen. Eines davon ist, Schmerz zu vermeiden – diesen Schmerz wollen die Geschädigten nicht noch einmal erleben.
Übrigens, ein Glück für jene, die noch eine zweite Chance bekommen, denn 30 Prozent der Herzinfarktpatienten bleiben beim ersten Mal liegen – für immer!

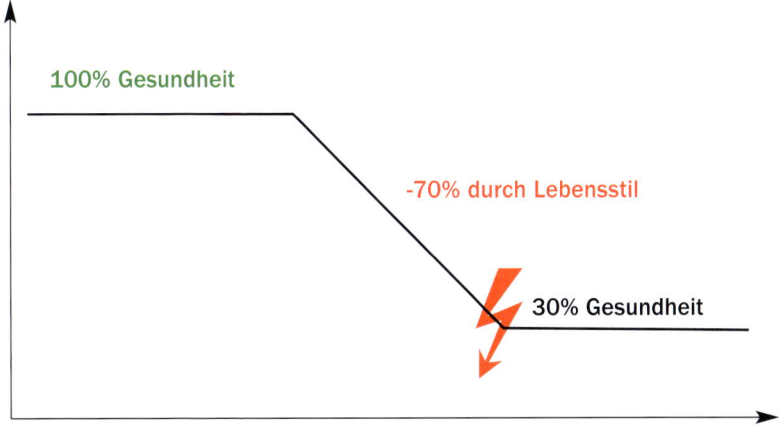

100% Gesundheit

-70% durch Lebensstil

30% Gesundheit

Die wenigen Präventionssysteme, die bei uns funktionieren sind:

· Mutter-Kind-Untersuchungen
· Zahnhygiene

Wissen Sie, warum das klappt? Weil Mutter-Kind-Untersuchungen an staatliche finanzielle Familienunterstützungen gekoppelt sind. Das bedeutet, wenn Sie mit Ihrem Kind nicht zum Arzt gehen, bekommen Sie kein Geld mehr. Und schon sind wir wieder beim Motivationsfaktor „Schmerz vermeiden".
Der Grund, warum die Zahnhygiene funktioniert, ist, dass unschöne Zähne alles andere als schick sind. Hier ist weniger die gesundheitliche Prävention der Antrieb, sondern vorrangig das ästhetische Idealbild.

Genetik – Gesundheit ist nicht (nur) erblich!

Eine häufige Ausrede lautet: „Ich bin dick – es liegt an meinen Genen."
Und schon, scheint es, ist man fein raus aus der eigenen Verantwortung.
Doch was beeinflusst uns mehr, der eigene Lebensstil oder unsere Gene?
Klar ist heute: Wir selbst können unser Erbgut aktivieren, umprogrammieren – und sogar abschalten!

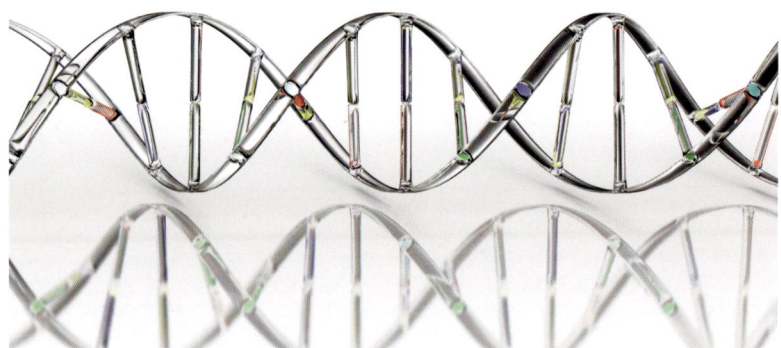
Gene – Gesundheit ist nicht nur erblich!

Das Fachgebiet der Epigenetik klärt uns auf:
Ob wir krank, dick oder faltig werden, liegt nicht in unseren Genen festgeschrieben. Denn die können wir durch unsere Lebensführung an- und ausschalten.
Das müssen wir über unser Handeln dann aber auch tun und dürfen nicht nur Chips futternd auf der Couch liegenbleiben oder uns gar auf die guten Gene unserer Eltern verlassen.

Körperliche Bewegung setzt „Dickmacher-Gene" matt und aktiviert gute Gene für bessere Gesundheit. Die Wissenschaft steht hier noch am Anfang. Doch verspricht sie uns großes Potenzial für die Zukunft, vorausgesetzt, wir machen mit und beeinflussen die Architektur unserer Gene zum Positiven.

Zwei Hauptmotive

Aus meiner Erfahrung im Coaching ergeben sich zwei Hauptmotive, warum sich Menschen für einen bewussten Lebensstil entscheiden:

· Langanhaltende Gesundheit
· Leistungsfähiger und attraktiver Körper

In der heutigen Zeit steht meist der Körper als „äußeres Statussymbol" an erster Stelle. Bewusst habe ich diesen Punkt hier an die zweite Position gesetzt, denn ich pflege zu sagen: „Figur ist Ansichtssache – doch Gesundheit ist Lebensqualität". Ein optisch perfekter Körper wird Sie nicht ansatzweise glücklich machen, wenn Sie Ihre Gesundheit verloren haben. Das Leid verlorener Gesundheit durfte ich zehn Jahre lang – als hauptberuflicher Notfallsanitäter – aus nächster Nähe miterleben.

Die tolle Nachricht ist, dass Sie mit meinem Konzept beide Bereiche – Gesundheit und Figur – verbessern. Es gibt kein Entweder-Oder!

Wie Ihr Körper aussieht, entscheiden Sie alleine. Ansichten über die Figur sind so unterschiedlich wie die Menschheit selbst. Es ist Ihnen überlassen, wie Sie Ihren Körper formen. Es ist Ihr Verdienst, wenn Sie athletisch und topfit sind, und es ist auch IHR Verdienst, wenn Ihre Figur einem Schnitzelfriedhof gleicht.

Natürlich erahnen Sie, was alles passieren kann, wenn Sie nicht auf sich achten. Ich möchte an dieser Stelle nur auf zwei Folgen eines ungesunden Lebensstils hinweisen.

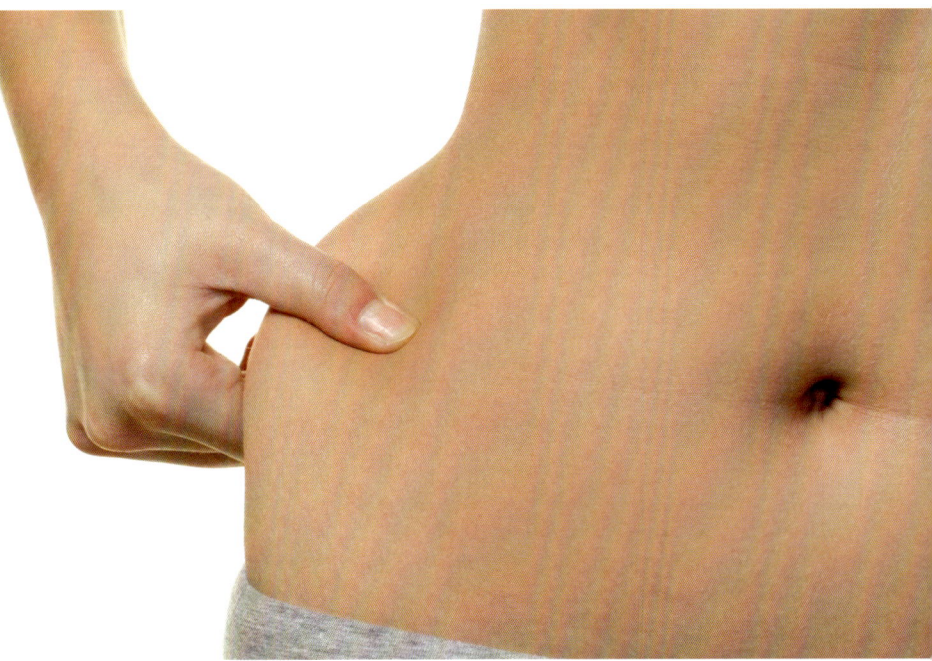

„Hüftgold" im Figurbereich …

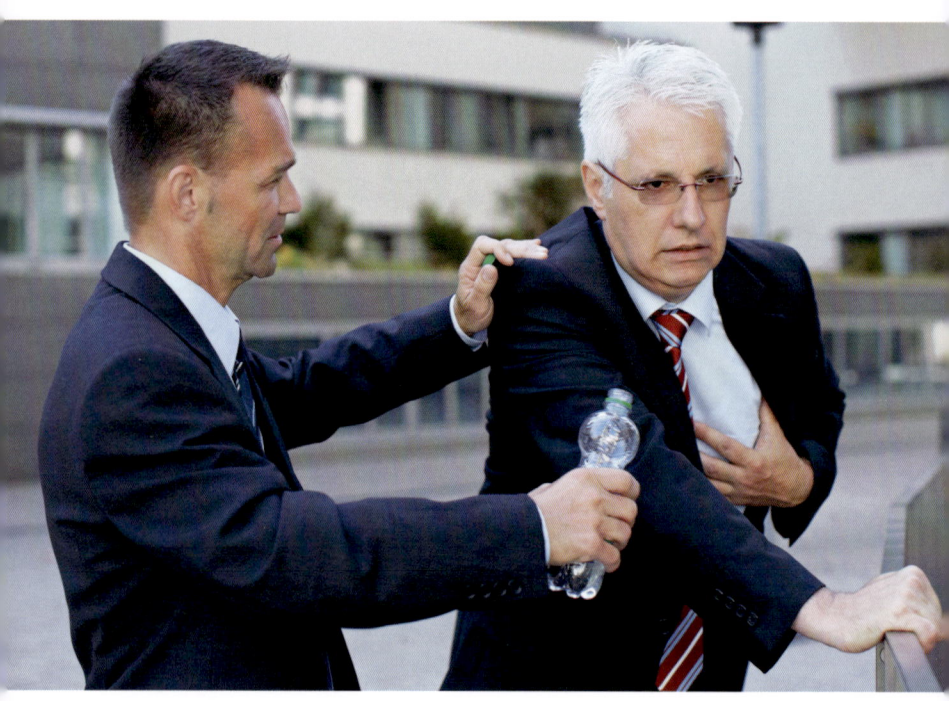

… Herz-Kreislauf-Erkrankungen im Gesundheitsbereich.

Die Interheart-Studie

Diese Studienergebnisse basieren auf der Untersuchung von 30.000 Menschen auf der ganzen Welt, die einen Herzinfarkt erlitten haben. Geforscht wurde nach Risikofaktoren. Überraschend war, dass sich neun Risikofaktoren herauskristallisierten, die überall auf der Welt identisch waren.

Ganz gleich, ob es sich um Europäer, Amerikaner, Japaner oder Australier handelte – es waren diese neun Risikofaktoren. Was bedeutet das für Sie? Dass Sie Ihren Genen nicht ausgeliefert sind. Ja, Sie haben Ihre Gesundheit selbst in der Hand!

Die weltweit identischen Risikofaktoren für Herzinfarkt	
Negativer Einfluss	Positiver Einfluss
Rauchen	Bewegung
Diabetes	Gesunde Ernährung
Bluthochdruck	(Obst + Gemüse)
Schlechte Blutfett-Werte	Wenig Alkohol
Übergewicht	
Stress	

Eine weitere erstaunliche Erkenntnis aus dieser Studie ist folgende: Jeder einzelne Risikofaktor erhöht die Wahrscheinlichkeit, einen Herzinfarkt zu erleiden, um den Faktor 2 bis 3. Schaffen Sie drei Risikofaktoren gleichzeitig, steigt Ihr Herzinfarktrisiko exponentiell auf den Faktor 12.

Und jetzt für die Kamikaze-Gesundheitsmenschen: Sollten Sie alle neun Risikofaktoren abdecken, steigt Ihr Herzinfarkt-Risiko auf das 330-fache!!! Die Risikofaktoren addieren sich also nicht, sondern sie multiplizieren sich!

Natürlich stirbt nicht jeder an einem Herzinfarkt, aber den in diesem Fall unrühmlichen ersten Platz in der Hitliste todbringender Krankheiten belegen Herzinfarkt und andere durchblutungsstörende Leiden. Jeder achte Tote weltweit geht auf das Konto dieser Krankheiten, das sind 7,2 Millionen Menschen pro Jahr. Die Schweiz (7,5 Millionen Einwohner) wäre damit beinahe komplett ausgelöscht!

Prävention

Ein interessantes Thema ist die bei uns hoch geschätzte Vorsorge-Untersuchung. Viele Menschen gehen regelmäßig zum Arzt und lassen sich durchchecken. Mit dieser Maßnahme wiegen sich viele in falscher Sicherheit. Denn mit Vorsorge hat das nichts zu tun. Diese so genannte Prävention oder Vorsorge verdient vielmehr die Bezeichnung Früherkennungs-Untersuchung.

Die Idee hinter der Prävention besteht in der Abwendung von unerwünschten Ereignissen, bevor Schäden auftreten. Eine präventive Maßnahme ist beispielsweise eine Lawinenverbauung am Berg. Diese soll verhindern, dass die Schneemassen unkontrolliert ins Tal stürzen.

Die erwähnte Vorsorge-Untersuchung liefert aber keinerlei präventive Maßnahmen. Viel eher ist dies so, als würde man in regelmäßigen Abständen auf dem Berg nachsehen, ob nun eine Lawine abgegangen ist (= Früherkennung).

Bei der etablierten „Früherkennungs-Untersuchung" lebt der Patient seinen gewohnten Lebensstil und der Arzt bewertet regelmäßig (aufgrund des Befundes) seinen Gesundheitszustand. Eine präventive Maßnahme ist diese Untersuchung somit nicht – lediglich die Früherkennung von Krankheiten wird verbessert (was bereits ein großer Fortschritt ist). Missbrauchen Sie diese Untersuchung nicht als Alibi. Viele denken, wenn sie sich regelmäßig durchchecken lassen, sei alles in bester Ordnung. Weit gefehlt! Prävention müssen Sie selbst aktiv betreiben, und zwar bevor Sie krank werden!

Viel wird über richtiges Verhalten gepredigt, doch ist es auch umsetzbar? Nachhaltige Prävention verlangt umsetzbare Konzepte und praktikable Lösungen. Die zweitbeste praktikable Lösung ist immer noch besser als die beste nicht realisierbare Wunschvorstellung.

**„Prävention ist keine Frage des Geldes,
sondern eine Frage der persönlichen Verantwortung."**

Nicht optimal, sondern umsetzbar

Frank Krank sucht im World-Wide-Web nach einem Fitnessprogramm. Nach dem Durchforsten hunderter Fitness-Versprechungen entscheidet er sich für eine der Wunderdiäten. Als er am ersten Tag bemerkt, dass er vier verschiedene Geschäfte aufsuchen muss, um seine Lebensmittel einzukaufen, meldet sich bereits zum ersten Mal sein „innerer Schweinehund". Die Sport-Empfehlung sieht vor, dass er aufgrund seines Übergewichts schwimmen soll. Frank hat eine ausgesprochene Aversion gegen Schwimmen – das mochte und konnte er noch nie sehr gut! Nach wenigen Tagen wird die Mission Fitness zu Frank Kranks Feindbild. Das angebliche Wunderprogramm passt einfach gar nicht zu seinen Vorlieben.

Oft fragen mich Menschen nach dem optimalen Konzept. Sei es das optimale Training, die optimale Mahlzeit oder die ultimative Trainingszeit. Für mich stellt sich aber vielmehr die Frage, was ist das langfristig umsetzbare Konzept?!
Wenn ich Ihnen beispielsweise sage, dass Sie morgens um 5 Uhr 30 aufstehen sollen, ein Glas warmes Wasser und einen schwarzen Kaffee trinken und anschließend 90 Minuten laufen sollen, ist das sicher gut, um Ihrem Fitnessziel näher zu kommen. Nach diesem Ausdauertraining essen Sie dann ein Müsli mit fünferlei verschiedenen Getreideflocken und verschiedenen saisonalen Obstsorten aus dem Bioladen. Dazu trinken Sie ein kleines Glas frisch gepressten Obst- und Gemüsesaft. Anschließend packen Sie Ihr Lunchpaket für den ganzen Tag, das ausschließlich hochwertige Nahrungsmittel beinhaltet und fahren mit dem Fahrrad zur Arbeit. Das wäre sicher optimal für Sie. Doch ist das langfristig umsetzbar? Ich behaupte nein!

Das beste Konzept ist für mich jenes, das Sie über Jahre (natürlich mit den notwendigen Anpassungen) durchziehen können. Wenn Sie beispielsweise absolut kein Morgenmensch sind, stellt Sport frühmorgens eine unglaublich große Herausforderung – um es nicht Strafe zu nennen – dar. Natürlich wäre es sehr gut für Sie, denn ich bin überzeugt, dass Sie sich nach dieser körperlichen Betätigung frisch und munter fühlen würden.

Wenn Sie sich aber in ein Konzept zwängen, das überhaupt nicht Ihren Vorlieben und Ihrer Persönlichkeit entspricht, werden Sie früher oder später aufgeben. Natürlich können sich Menschen eine Zeit lang „verbiegen", doch ewig geht das nicht! Aus diesem Grund erstelle ich im Personal Training ausschließlich individuelle Konzepte, denn jeder Mensch ist ein Individuum, mit Schwächen und Stärken und eigenen Vorlieben.

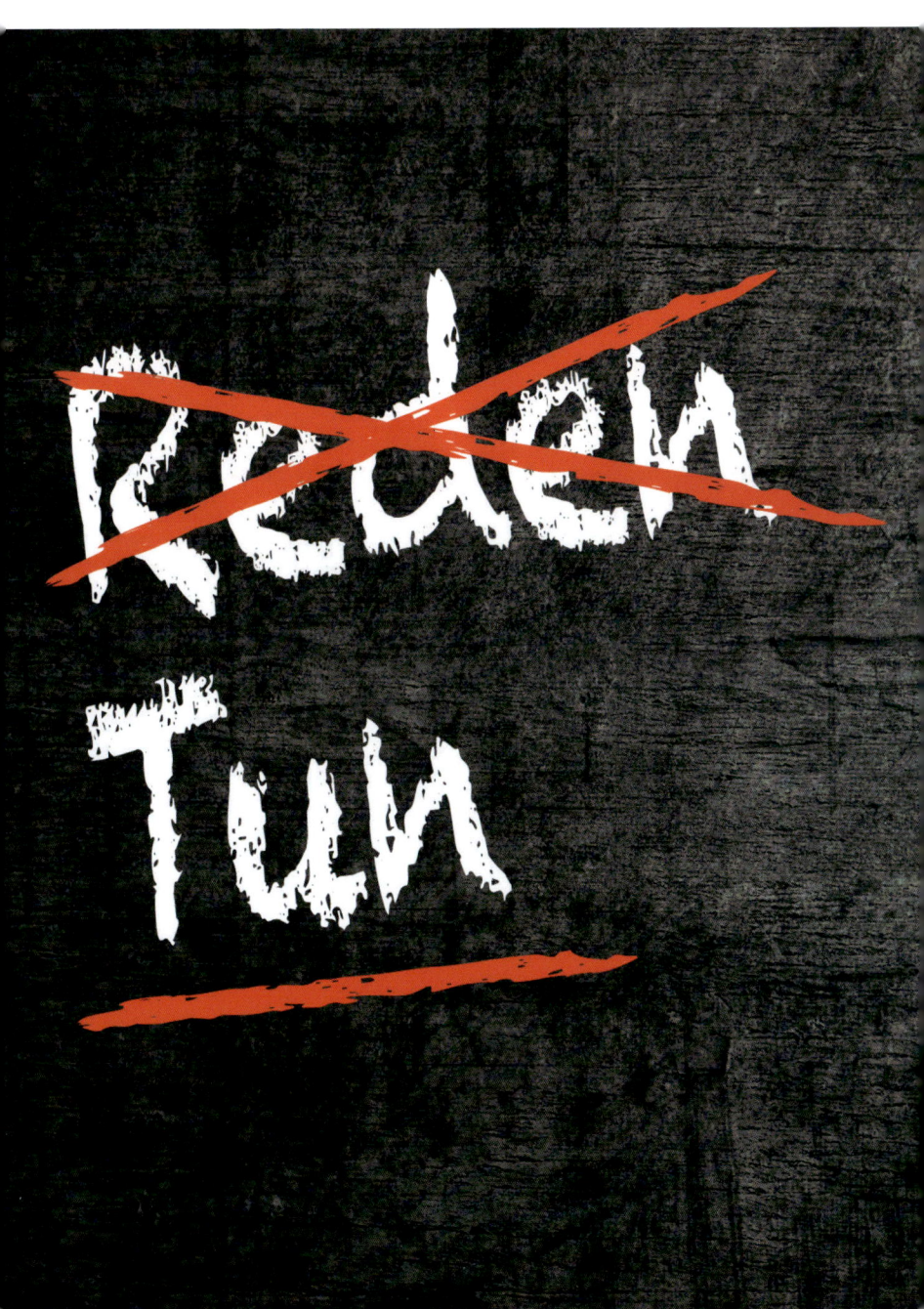

MENTAL

Die Komfortzone

Frank Krank steht morgens auf – meist 15 Minuten zu spät, um noch gemütlich frühstücken zu können. Hastig packt er noch einen Joghurtdrink in die Tasche und hetzt ins Büro. So läuft das jeden Tag: 15 Minuten „zu lange" schlafen und dann mit Volldampf zur Arbeit. Das ist Franks Komfortzone, aber mit Komfort hat diese Routine wahrlich nichts zu tun. Doch für ihn ist das die Normalität, es braucht keinerlei Vorbereitung oder bewusstes Handeln, alles läuft wie von selbst.

Auch Sie haben sie – die Komfortzone, in der Sie sich vermutlich zu 90 Prozent Ihres Lebens bewegen. Der Begriff „Komfortzone" bezeichnet den Bereich, in dem wir uns mehr oder weniger wohl fühlen. Es ist eine Art unsichtbarer Käfig aus Gewohnheiten, Ängsten und einschränkenden Glaubenssätzen, nennen wir es einen imaginären Raum in unserer Psyche. Ein beengter Raum. In der Komfortzone befinden sich all die Dinge, die uns leicht fallen, in denen wir uns gut auskennen und uns einigermaßen sicher bewegen. Hier fühlen wir uns sicher, es gibt kein Risiko – außer: Stagnation. Denn Wachstum und Entwicklung finden nur außerhalb der Komfortzone statt!

Dieser komfortable Kreis bildet auch die Grenze Ihres Erfolges (gesundheitlich, privat, beruflich...).

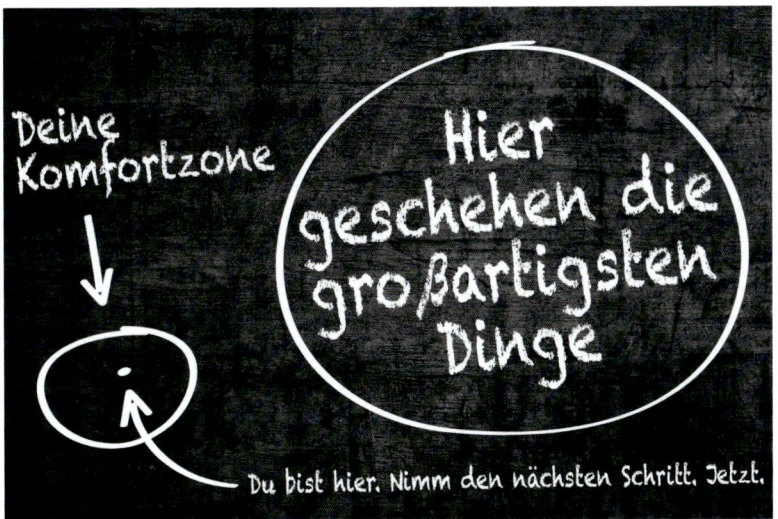

Außerhalb dieser Grenze liegen die Abenteuer, das Neue, all die Dinge, die Ihnen (noch) fremd sind, auch alles, was Sie sich wünschen oder gerne können würden, wie zum Beispiel einen Halbmarathon zu laufen, eine Traumfigur zu haben oder ein Instrument zu spielen! Gerne würden Sie das schaffen, doch Sie wissen nicht wie oder trauen sich einfach nicht. Also verharren Sie in dem, was Sie kennen – in Ihrer Komfortzone.

Vergrößern Sie den Kreis um sich herum. Damit schaffen Sie sich mehr Bewegungsfreiheit und gleichzeitig auch mehr Lebensfreude.
Es kommt nicht darauf an, große Schritte zu gehen. Viel wichtiger ist es, sich immer wieder kleine Herausforderungen zu suchen und auf diese Weise den eigenen Aktionsradius zu erweitern. Entscheidend sind somit kleine, alltägliche Handlungen, die leichter fallen als große Veränderungen und entscheidend dazu beitragen können, dem Leben eine neue Qualität zu geben. Was wagen Sie heute?

Als „Gewohnheitstier" benötigen wir starke Gründe, um unsere Komfortzone zu verlassen. Zwei maßgebliche Gründe sind:

Freude gewinnen und Schmerz vermeiden

Dies sind die grundlegenden Antriebsfedern für all unser Handeln. Ein Beispiel: Sie wollen zehn Kilogramm Gewicht abnehmen. Dazu müssen Sie Ihre Komfortzone verlassen (natürlich ist es auch nicht wirklich „komfortabel", zehn Kilogramm Ballast 24 Stunden am Tag mit sich herumzutragen). Sie müssen Ihre Ernährungsgewohnheiten umstellen, Sie werden Sport treiben müssen und auch Disziplin benötigen. Das alles kostet Energie. Wenn nun der Sommer kommt und Sie wegen einer schlechten Figur nicht auf das Schwimmbad verzichten wollen, ist Ihr Antrieb **Schmerz vemeiden**.
Wenn Sie wieder Ihre schönste Kleidung tragen und Komplimente ernten wollen, ist Ihre Motivation **Freude gewinnen**.
Ein guter Wegweiser aus der Komfortzone sind Ihre Ängste. Dort, wo Sie Angst spüren, zum Beispiel vor Krankheit oder sozialer Isolation, besteht auch die Chance auf Erweiterung Ihrer Komfortzone. Anstatt Ausreden zu suchen, stellen Sie sich der Herausforderung. Beginnen Sie mit kleinen Aufgaben, z. B. schauen Sie sich ein Fitnesscenter einmal von innen an,

machen Sie einen Probebesuch. Wenn Sie diese Hürde geschafft haben, werden Sie merken: „So schlimm ist es gar nicht." Mit jedem Erfolg wächst Ihr Selbstvertrauen, was Sie zuversichtlich für größere Aufgaben stimmt.

Natürlich werden Sie beim Verlassen der Komfortzone auch einmal negative Erfahrungen machen. Denken Sie dann an ein Baby – Sie waren auch einmal in der Situation –, das Laufen lernt: Wie oft steht es auf, fällt hin, steht wieder auf und fällt wieder hin…
Wenn Sie damals, nach dem ersten Aufsteh-Versuch, aufgegeben hätten, würden Sie sich heute noch Ihre Knie wund krabbeln!

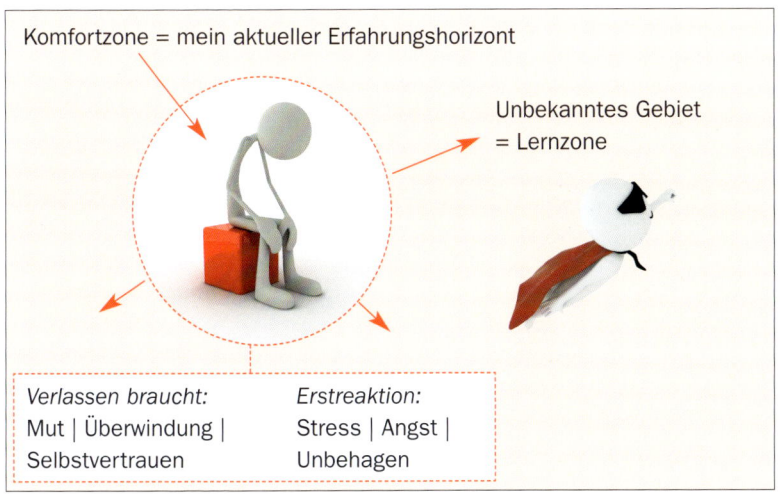

Komfortzone = mein aktueller Erfahrungshorizont

Unbekanntes Gebiet
= Lernzone

Verlassen braucht: *Erstreaktion:*
Mut | Überwindung | Stress | Angst |
Selbstvertrauen   Unbehagen

Raus aus der Komfortzone

Manche Menschen wagen es, ihre Komfortzone zu verlassen, erleben dann zunächst Misserfolge und ziehen sich wieder in ihr Schneckenhaus zurück!

Ein junger Mann versucht sich an einem neuen Geschäftsmodell, obwohl sein Umfeld ihm davon abrät. Immer wieder bekommt er zu hören: „Das kann nicht klappen. Das gibt es schon. Das braucht niemand etc."
Und prompt: Sein Business funktioniert nicht auf Anhieb.
Wie reagiert sein Umfeld? „Ich habe es Dir doch gesagt!"
Das hinterlässt negative Gefühle! Mit angeschlagenem Selbstvertrauen wird der Ausbruch aus der kuscheligen Komfortzone immer schwieriger.

Stellen Sie sich vor, Sie laufen Ihr ganzes Leben mit Schuhen herum. Nun wagen Sie es zum ersten Mal, barfuß zu gehen. Wie fühlt es sich an? Sie spüren die Unebenheiten des Bodens, die Kälte an den Fußsohlen, Sie treten auf kleine Steinchen und vielleicht schmerzen Ihre Füße sogar nach kurzer Zeit. Wenn Sie jetzt barfuß bleiben, werden Sie erfahren, dass Sie sich an diese neuen Erfahrungen/Gefühle gewöhnen. Ihre Füße werden allmählich eine Hornhaut bilden, und das Barfuß-laufen wird bequem(er). Somit haben Sie Ihre Komfortzone erweitert…

Um das Neue in Ihre Komfortzone zu integrieren, bedarf es ständiger Wiederholung. Einmal ausprobieren ist zu wenig. Dies hat mit Ihrem Unterbewusstsein zu tun, das unter anderem für Gewohnheiten zuständig ist. Täglich führen Sie über 90% Ihrer Tätigkeiten gewissermaßen unbewusst aus. Sie stehen morgens einfach auf. Oder denken Sie bewusst: Bettdecke anheben – linkes Bein rausdrehen – Oberkörper aufrichten – rechtes Bein rausdrehen – auf die Füße stellen – Knie durchstrecken… wohl kaum. Unser Unterbewusstsein ist der Kapitän, der uns durch das Leben manövriert. Um neue Abläufe in diesem Speicher zu etablieren, ist häufige Wiederholung und/oder starke Emotion notwendig.

Das bedeutet: Wenn Sie während drei bis vier Wochen täglich für eine gesunde Ernährung sorgen, wird dies in ca. einem Monat selbstverständlich für Sie sein. Je länger Sie diese neue Tätigkeit durchführen, desto stärker wird sie zur Gewohnheit. Leider funktioniert dies auch bei allen negativen Dingen wie Rauchen, Selbstzweifel, Sportabstinenz etc.

Die Komfortzone beschränkt das menschliche Potential und steht für Bequemlichkeit. Wenn Sie denken, dass Sie großartige Veränderung bequem erreichen. Bitte aufwachen!
Sich zu ändern ist nicht einfach – doch möglich und erstrebenswert. Natürlich ist es zunächst komfortabler, sich nicht zu ändern. Doch dass es bequemer ist, bedeutet nicht, dass es die bessere Wahl ist. Dazu fällt mir ein von mir sehr geschätztes Zitat ein:

„Der Weg des geringsten Widerstands ist nur am Anfang asphaltiert.“

Hans Kasper

Angenommen, Sie verzichten aus Bequemlichkeit auf regelmäßige sportliche Betätigung. Das kann im ersten Moment angenehmer sein, doch langfristig werden Sie den Preis dafür zahlen.

„Das Leben ist wie ein Supermarkt.
Irgendwann kommen Sie an die Kasse und
müssen zahlen.“

Außerhalb Ihrer Komfortzone lauern großartige Möglichkeiten! Machen Sie es sich zur Gewohnheit, Ihre Komfortzone regelmäßig zu durchbrechen. Kleine Abweichungen von der Routine können schon enorme Verbesserungen bringen. Das kann eine Busfahrt sein, wenn Sie es gewohnt sind, ansonsten mit dem Auto zu fahren. Sie können auch ein Mittagessen von zu Hause mitnehmen, wenn Sie sonst immer in Gasthäusern essen. Es gibt jeden Tag Möglichkeiten, etwas anders und oftmals auch besser zu machen.
Übrigens: Nicht zuletzt ist es meist das NEUE, das für viele Menschen das Reizvolle eines Urlaubs ausmacht!

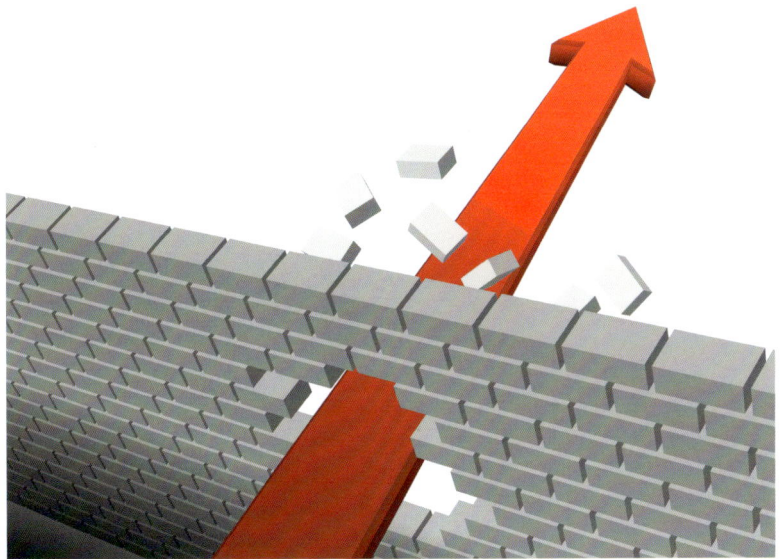

Durchbrechen Sie alte Muster

Schauen Sie über den eigenen Tellerrand, um persönlich zu wachsen, selbstbewusster und erfolgreicher zu werden.

Warten Sie nicht auf Wunder – nehmen Sie Ihre Zukunft selbst in die Hand! Die Kombination zu dem Tresor, in dem Ihr Potential steckt, öffnet sich mit drei Buchstaben: TUN!

Brit Fit liebt es, morgens auszuschlafen. Auch Süßigkeiten isst Brit gerne. Ihr großer Wunsch ist, ihr Traumgewicht zu erreichen, sie fühlt sich in ihrer Haut nicht mehr wohl. Die Kleider passen nicht mehr und beim Treppensteigen fehlt ihr die Luft. Brit setzt sich ein klares Ziel: Fünf Kilogramm will sie in den kommenden acht Wochen abnehmen. Ihr ist bewusst, dass sie dafür gewohnte Pfade verlassen muss. Da ihr abends für Sport keine Zeit bleibt, beschließt Brit, morgens eine Stunde früher aufzustehen. Zudem beschließt sie, von Montag bis Samstag keinerlei Süßigkeiten zu essen. Als der Wecker am nächsten Morgen klingelt, ist die Versuchung groß, einfach liegen zu bleiben. Doch Brit ist entschlossen, steht auf, zieht ihre Sportkleidung an und genießt die morgendliche Ruhe im Freien. Zu Hause angekommen, ist Brit stolz, dass sie den ersten Schritt aus ihrer Komfortzone gemeistert hat! Dieser Erfolg gibt ihr Kraft, um auch auf Süßigkeiten zu verzichten. Natürlich kämpft Brit Fit immer wieder mit den Versuchungen – doch sie hat sich für ihr Ziel entschieden. Nach ein bis zwei Monaten ist für Brit der morgendliche Lauf längst Routine und sie ist froh, jeden Tag so dynamisch zu starten.

Erfolg entsteht im Kopf – Misserfolg auch!

Frank Kranks Wecker klingelt morgens um sechs Uhr. Mit den Worten „15 Tote bei Bombenanschlag" aus dem Radiowecker endet Franks erholsamer Schlaf abrupt! Neben dieser „aufmunternden" Information wird er gleich noch über die Wirtschaftskrise und den bevorstehenden kalten Winter auf den neuesten Stand gebracht. Das ganze Debakel kann Frank dann im munteren Zustand nochmals im Autoradio in sein Unterbewusstsein aufnehmen – doppelt hält besser! Abends vor dem Fernseher gibt's dann die Lokal-Nachrichten, bevor die Welt-News den letzten optimistischen Gedanken vernichten!

Wenn Sie erfolgreich ein Ziel erreichen wollen, ist Ihre mentale Stärke von entscheidender Bedeutung. Ihre Gedanken sind die Straße zum Ergebnis. Das, was wir denken, wird unsere Realität.

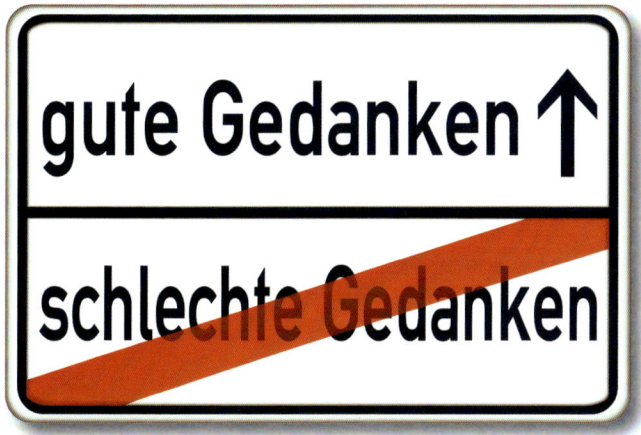

Ob Sie positiv oder negativ über Ihre persönliche Zukunft denken – Sie werden Recht bekommen.

Wenn Sie Gesundheit und Fitness optimieren wollen, müssen Sie überzeugt sein, es auch schaffen zu können. Ihr Selbstvertrauen spielt eine wichtige Rolle. Sicher kennen Sie bereits Situationen aus Ihrem Leben, in denen Ihr Selbstvertrauen zum Vorteil oder auch zum Nachteil wurde. Wenn Sie eine neue Herausforderung annehmen, hängt der anfängliche Erfolg stark von Ihrem Bewältigungsglauben ab.

Ob ein neuer Beruf, eine „Mutprobe" oder eine Prüfung – von entscheidender Bedeutung wird die Entschlossenheit in Ihrem Kopf sein. Sind Sie überzeugt, eine Aufgabe bewältigen zu können, werden Sie mehr Power an den Tag legen. Sind Sie in der Umsetzung sicherer, meldet Ihnen Ihr Gefühl Zuversicht. Mit diesen Faktoren ist es wesentlich leichter, Ziele zu erreichen als mit Unsicherheit und Misstrauen sich selbst gegenüber.

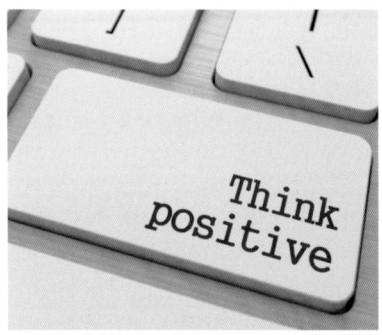

Die „Software" zu Ihrem Erfolg befindet sich in Ihrem Kopf. Denken Sie an einen Computer. Sie können den schnellsten Prozessor, den größten Bildschirm und die größte Festplatte haben, wenn das installierte Programm nicht korrekt funktioniert, werden Ihnen alle diese hervorragenden Komponenten nichts nützen.

Und dann lauert die Gefahr, dass ein Computer-Virus Ihre Software manipuliert. Für das reale Leben bedeutet dies, dass ständig jemand von außen in Ihr mentales Programm hineinfunken kann. Auch wenn Sie zuversichtlich und motiviert sind, Ihrem Leben mehr Qualität zu geben, gibt es in der Außenwelt leider viele Menschen, die negativ programmiert sind. Und die Miesmacher erlangen schnell einmal Einfluss – wenn Sie nicht achtgeben.

Sicher kennen Sie Menschen, in deren Gegenwart Sie das Gefühl haben, Energie zu verlieren. Sie können sich eine Zeit lang stabil halten, doch irgendwann werden Sie von diesen Energieräubern vereinnahmt und Ihr Akku entlädt sich immer mehr. Schützen Sie sich!

Ihren PC haben Sie mit einem Anti-Virus-Programm ausgestattet. Ihr mentales Schutzprogramm kann lauten: Ich suche bewusst nach dem Positiven und reduziere meine Energieräuber. Massive Energiefresser auf mentaler Ebene sind beispielsweise Fernseher und Radio. Hochanspruchsvolle Talk-Shows unterhalten viele Menschen. UNTERHALTEN – ja, Sie werden UNTEN GEHALTEN! Nur nicht aufstehen und mit Zuversicht Ihr gewünschtes Leben leben.

Schauen Sie täglich Nachrichten? Dann ordnen Sie sich in die Reihe der breiten Masse ein. Achten Sie beim nächsten Mal bewusst auf die ausgestrahlten Informationen. Machen Sie eine Plus-Minus-Liste der Themen. Gleich vorneweg: Sie werden für die Minusseite deutlich mehr Platz brauchen! Kriege, Tote, Wirtschaftskrisen, Unfälle etc. sind die Hauptthemen der täglichen Nachrichten.

Was denken Sie? Wie wird Ihr Weltbild mit diesen Informationen geprägt? Positiv oder negativ? Wird Ihre Zuversicht steigen, oder werden Sie eher betrübt über diese Missstände?

Keineswegs möchte ich diese traurigen Themen totschweigen – ganz und gar nicht! Die Frage ist nur, was bewirkt die kontinuierliche Beschallung mit negativen Inhalten bei mir? Ich traue mich zu sagen, dass wir uns heute den Weltnachrichten nicht mehr entziehen können. Wir sind einer ständigen Informationsflut ausgesetzt und müssen uns bewusst vor zu vielen negativen Informationen schützen. Ich persönlich lese keine Tageszeitung, schaue keine Nachrichten und höre kein Radio. Und ob Sie es glauben oder nicht, ich habe in keiner Weise Probleme, eine interessante Kommunikation mit Menschen zu führen. Noch nie ist es vorgekommen, dass ich peinlich berührt war, weil ich bei einem Thema nicht mitreden konnte. Ganz im Gegenteil – die meisten Menschen schätzen es, über positive und zuversichtlich stimmende Dinge zu sprechen.
Suchen Sie bewusst positive Informationen. Lesen Sie entsprechende Bücher, hören Sie Audiobücher und halten Sie Kontakt mit positiven Menschen. Sicher haben Sie schon erlebt, dass es Ihnen im Umgang mit tollen Menschen selbst viel besser geht.

Jeder Gedanke ist ein geistiger Impuls, der sich in der Realität manifestieren will. **Setzen Sie einen aufmerksamen Wächter vor Ihre Sinneskanäle!**

Brit Fit plant ihr „Gedanken-Futter"! Sie wird, wie Frank Krank, ebenfalls um sechs Uhr geweckt – allerdings von ihrer Lieblingsmusik! Voller Elan gönnt sich Brit ein gesundes Frühstück, bevor sie ebenfalls mit dem Auto zur Arbeit fährt! Dabei hört sie ein interessantes Hörbuch oder genießt die morgendliche Stille im Auto. Abends verzichtet Brit auf den Fernseher. Stattdessen läuft sie eine lockere Runde in der Natur. Ruhe, frische Luft und viel Zeit, um Gedanken kommen und gehen zu lassen…

Was denken Sie?
Wer blickt in eine freundlichere Welt, Frank Krank oder Brit Fit? Welches Gedankengut macht glücklicher? Welche Denkmuster führen zu Optimismus und zu daraus resultierendem Erfolg?

Warum ist positives Handeln so wichtig?

Schließen Sie einmal die Augen und stellen Sie sich Ihren Traumkörper vor. Malen Sie sich Ihre Wunschfigur so attraktiv wie möglich aus und genießen Sie dieses Gefühl…

Sehen Sie, positives Denken ist eine ganz tolle Sache – doch wenn kein positives Handeln folgt, dann bringt es keinerlei Veränderung mit sich!

Stellen Sie sich einmal vor, Sie gehen auf der Straße spazieren und vor Ihnen liegt eine 500-Euro-Note auf dem Gehsteig. Würden Sie sich bücken, um sie aufzuheben? Natürlich! Welcher normale Mensch würde das nicht tun?

Und doch übersehen tausende und abertausende von Menschen all die Möglichkeiten, die sie genauso, und noch viel mehr, bereichern würden wie eine 500-Euro-Note.

Sie übersehen zahlreiche Wege, wie es möglich ist, ihr Wohlbefinden zu erhöhen, ihre Leistungsfähigkeit zu verbessern und mehr Lebensqualität zu genießen.

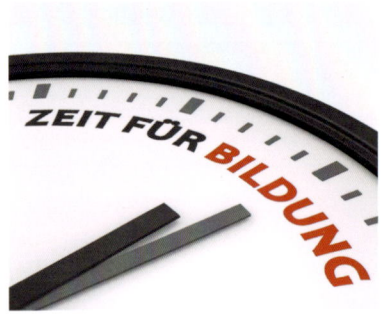

Positives Denken alleine reicht eben auch nicht aus. Es reicht nicht, am Ufer eines Sees zu stehen und sich vorzustellen, mit dem Segelboot ans andere Ufer zu kommen. Sie müssen anfangen zu handeln, das heißt, ins Boot steigen, die Segel setzen und lossegeln. Doch plötzlich kommt Gegenwind auf. Wo das Boot eben noch mit Kraft zum anderen Ufer segelte, bleibt es nun stehen oder, im schlimmsten Fall, es treibt sogar zurück!

Doch selbst Glaube, gepaart mit aktivem Handeln, verändert in einer solchen Situation noch nichts, wenn folgende „Zutat" fehlt: WISSEN!

Ohne das Wissen, **wie** die Segel zu setzen sind, ist es eben unmöglich, an das andere Ufer zu gelangen.

Genauso ist es immer und immer wieder in Ihrem Leben: Sie brauchen den Glauben, die positive Einstellung, Sie müssen handeln und Sie brauchen das entsprechende Wissen, das Know-how, damit Ihr Glaube und Ihr Fleiß nicht wirkungslos verpuffen.

In diesem Buch erfahren Sie praxiserprobtes Wissen aus erster Hand. Ich garantiere Ihnen, dass dieses System funktioniert. Mit hunderten Menschen konnte ich dies bereits erfolgreich umsetzen. Wenn Sie diese Siegerstraße betreten und darauf bleiben, werden Sie fitter, als Sie es sich jetzt vorstellen können.

Kurz und knapp:

- Wachstum und Entwicklung finden außerhalb der Komfortzone statt.

- Ihre Wünsche, Ziele und Träume befinden sich immer außerhalb Ihrer aktuellen Komfortzone.

- Verlassen Sie regelmäßig Ihre Routine – am besten einmal täglich.

- Neue Gewohnheiten benötigen Zeit – seien Sie beharrlich.

- Die zwei Triebfedern sind: Freude gewinnen und Schmerz vermeiden.

- Ob Sie positiv oder negativ über Ihre persönliche Zukunft denken – Sie werden Recht bekommen.

- Jeder Gedanke ist ein geistiger Impuls, der sich in der Realität manifestieren will.

- Setzen Sie aufmerksame Wächter vor Ihre Sinneskanäle!

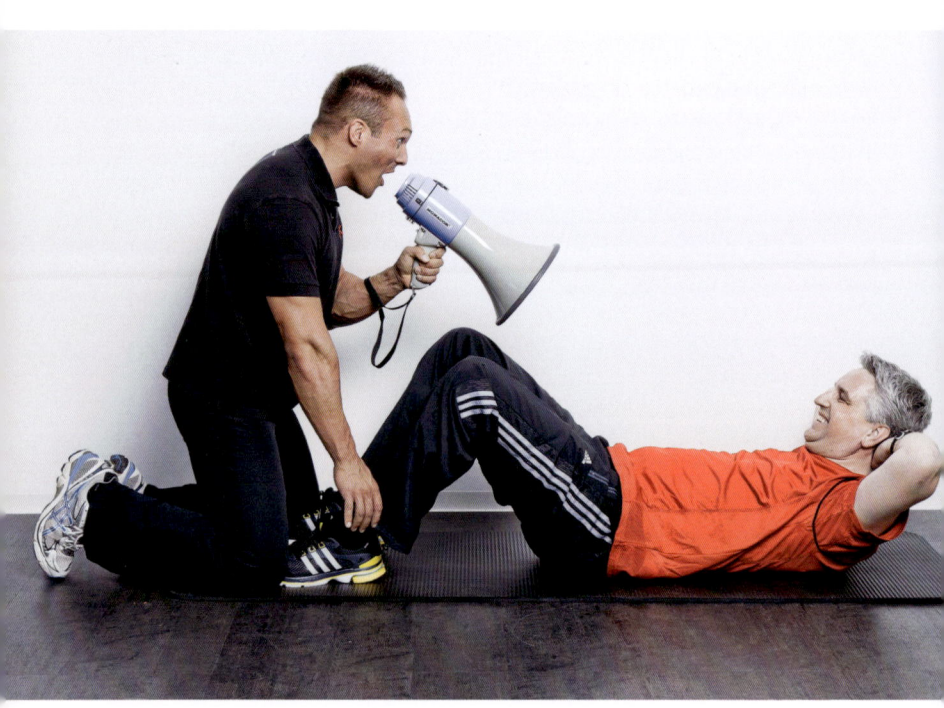

Motivation

Ein Mythos umhüllt dieses Wort! Menschen möchten motiviert sein! Warum?

Mit Motivation kann bekanntlich vieles erreicht werden – etwas bewegt werden! Das ist richtig, denn das Wort Motivation kommt vom lateinischen „movere" und bedeutet Bewegung. Wenn Sie nun etwas bewegen wollen, wird Ihnen die Motivation entscheidend helfen!

Motivation entsteht ausschließlich im Zusammenhang mit Zielen. Ohne Ziele keine Motivation. Sie sind motiviert, wenn Sie das **Warum** kennen und den Sinn hinter der Tätigkeit sehen! Ich gebe Ihnen ein Beispiel:

Ich schicke Sie auf einen dreistündigen Fußmarsch. An beiden Händen befestigen wir ein Gewicht. Sie sollen bei diesem Marsch ständig Geld verlieren. Haben Sie Lust darauf? Wahrscheinlich NICHT!
Meine Damen – das ist eine Shopping-Tour!

Das bedeutet: Sobald Sie einen Sinn dahinter sehen, tun Sie Dinge, obwohl diese anstrengend sind. Das heißt, nach der Shopping-Tour setzen Sie sich zufrieden hin, haben vielleicht Blasen an den Füßen und sagen trotzdem zufrieden: „Tasche eins, Tasche zwei, Tasche drei – schau mal Schatz, ich war auf der Jagd!"

In Ihren Zielen muss der Sinn/Nutzen klar erkennbar sein.

Um Ziele zu definieren, wird Ihnen eine Fähigkeit entscheidend weiterhelfen: Selbstvertrauen.
Stellen Sie sich vor, Sie haben ein Selbstvertrauenskonto.
Erfolge, die auf Ihren eigenen Einsatz und Ihre persönliche Leistung zurückzuführen sind, haben Einzahlungen auf diesem Konto zur Folge. Das kann sein: eine bestandene Prüfung, eine souverän erfüllte Aufgabe, ein erreichtes sportliches Ziel, z. B. Finisher beim Halbmarathon.

Ein Lottogewinn erhöht indessen Ihr Selbstvertrauen nicht, da er rein gar nichts mit Ihren individuellen Kompetenzen oder Ihren Anstrengungen zu tun hat… es sei denn, Sie sind Hellseher von Beruf!

Wichtig ist, dass Sie sich den Aufgaben stellen. Erst wenn Sie wirklich etwas tun und Ihren Weg gehen, können Sie auch Erfolge feiern. Dadurch erhöhen Sie Schritt für Schritt Ihr Selbstvertrauen. Starten Sie mit kleinen Aufgaben und steigern Sie, mit zunehmendem Selbstvertrauen, auch die Herausforderungen. Sicher kennen Sie das Zitat: „Wer nicht wagt, der nicht gewinnt"?!

Merken Sie sich folgende Regel:

**„Zuerst denken, dann handeln!
Dann handeln und nicht mehr denken!"**

Was meine ich damit? Sie legen zu Beginn Ihr Ziel fest. Sie beschließen z. B., dreimal pro Woche morgens 45 Minuten nüchtern zu laufen. Wichtig bei dieser Zielsetzung ist, dass sie realistisch für Sie ist. Nehmen Sie sich dafür die Formel „SMART" zur Hilfe. Wofür diese Buchstaben stehen, lesen Sie auf Seite 53.

Sie haben nun Ihre Strategie festgelegt – „Zuerst denken" ist erledigt! Jetzt geht's ans Handeln. Wenn Sie nun morgens aufstehen, ziehen Sie sofort das – bereits am Vortag bereitgelegte – Sport-Outfit an. Sie gehen an die frische Luft und laufen Ihre Strecke. Laufen, laufen und NICHT MEHR DENKEN!

Wenn Sie jetzt doch ins Denken geraten, überlegen Sie sich womöglich: Wie schön wäre es jetzt im warmen Bett, ob man die nächste Abzweigung nehmen sollte oder lieber auf der Stelle umdrehen....
Nein, Sie haben sich vorher gründlich überlegt, wie Sie Ihr Ziel erreichen. JETZT gehen Sie diesen Weg – ohne Wenn und Aber, ohne noch einmal darüber nachzudenken!

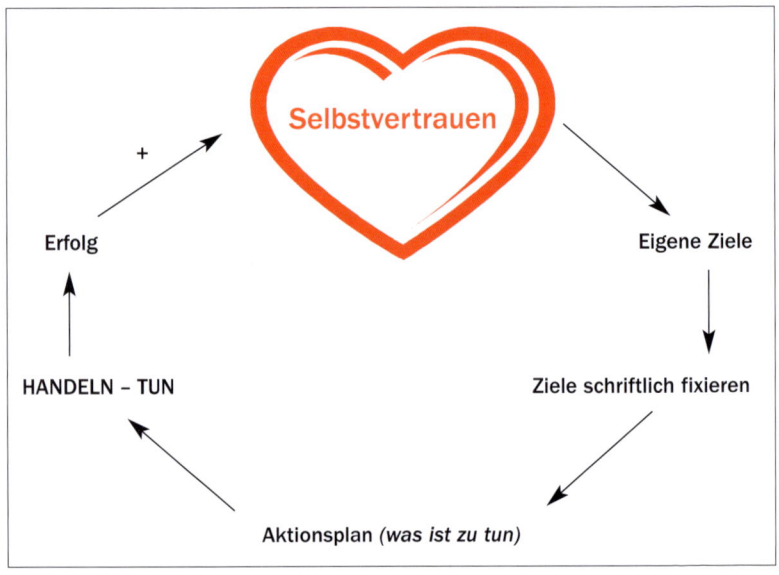

Diese Grafik zeigt folgenden Ablauf:

Wenn Sie ein gutes Selbstvertrauen haben, werden Sie sich trauen, anspruchsvolle Ziele zu formulieren, Ziele, die Ihren eigenen Gedanken entspringen und nicht auf gesellschaftlichen Normen basieren. Sie schreiben diese Ziele auf und erstellen zuversichtlich Ihren Aktionsplan. Gestärkt durch den Erfolgsglauben, werden Sie nun auch handeln und somit die angestrebten Ergebnisse erreichen.
Was passiert? Sie werden noch mehr Selbstvertrauen tanken und sich noch attraktivere Ziele zutrauen...

ZIELE (Sinn, Grund, Warum)

Das Wichtigste vorweg: Finden Sie Ihre EIGENEN Ziele. Hören Sie in sich hinein:

· Was sind Ihre Herzenswünsche?
· Wofür begeistern Sie sich?
· Welches Feuer brennt in Ihnen?

Unsere zivilisierte Welt sagt uns, welche Ziele (Normen) wir haben (sollen). Ein schickes Auto, ein tolles Haus, eine teure Uhr, Männer einen Sixpack, Frauen große Brüste…

Wie viele Menschen kennen Sie, die genau diesen gesellschaftlichen Status-Symbolen und Zielen hinterher jagen? Sind diese Personen beim Erreichen glücklich und zufrieden? Meine Erfahrung zeigt: NEIN.

Es ist nicht das Ziel eines jeden Menschen, eine Top-Figur zu haben (der *Wunsch* meist schon). Wünsche, Vorsätze und Träume sind oft nur banale Aussagen, ohne wirkliches Verlangen! Wenn Sie nicht für ein Projekt brennen, werden Sie Schwierigkeiten haben, Großartiges zu erreichen.

Wenn Sie nun Ihre EIGENEN Ziele kennen, empfehle ich Ihnen die Zieldefinition nach SMART:

S   Meine Ziele sind **spezifisch** und positiv formuliert.
M   Die Zielerreichung ist **messbar**.
A   Das Ergebnis ist **attraktiv**.
R   Das Ziel ist **realistisch** erreichbar.
T   Das Ziel ist **terminiert**.

S.M.A.R.T.

Spezifisch

Messbar

Attraktiv

Realistisch

Terminisiert

Beispiel:

Ihr Ziel ist es, abzunehmen. Mit dem Wunsch abzunehmen, haben Sie erst die Richtung definiert. Nun lautet die Frage: Wieviel Gewicht bis zu welchem Zeitpunkt?

Eine gute Zieldefinition kann lauten:
Ich wiege in genau 6 Monaten (terminiert) 62 Kilogramm (spezifisch + messbar). Ich genieße es, wieder meine schönste Kleidung zu tragen. Ich sehe mich als attraktive Frau/attraktiver Mann und fühle mich gut in meiner Haut (attraktiv).
Aktuell wiege ich 70 Kilogramm (also sind 62 Kilogramm realistisch).

Aus Erfahrung weiß ich, dass Zielbilder eine große Wirkung haben. Zeichnen Sie Ihr Ziel auf – mit den nötigen Etappenzielen. Ein Beispiel einer solchen Visualisierung kann wie folgt aussehen:

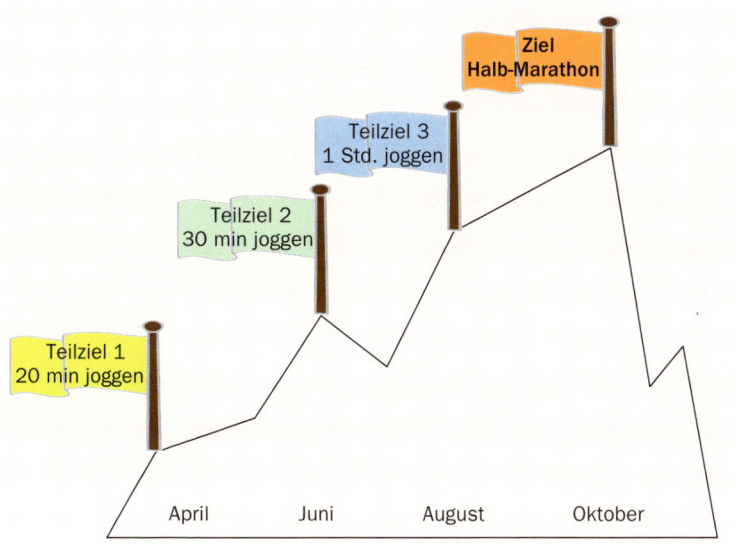

Ziel-Visualisierung (Halbmarathon) mit den einzelnen Etappenzielen.

Auch für dieses Buch habe ich ein Zielsymbol erstellt. Am 08.05.2011 habe ich ein altes Buch genommen und meinen visionären Buchumschlag gebastelt. Von dem Zeitpunkt an hatte ich täglich mein eigenes Buch vor

Augen! Da ich diesen Dummy auf meinem Schreibtisch platzierte, hatte ich ab diesem Zeitpunkt mehrmals täglich mein Ziel vor Augen. Dies inspirierte mich, immer wieder zu schreiben. Das Endprodukt haben Sie nun vor sich.

Wie sieht IHR persönliches Zielsymbol aus? Ist Ihr Ziel beispielsweise ein tolles Auto? Dann kaufen Sie sich genau dieses Modell in Miniaturform und platzieren Sie es da, wo Sie es täglich sehen! Ist Ihr Ziel die Teilnahme bei einem Halbmarathon? Dann „basteln" Sie sich ein Foto, bei dem Sie die Ziellinie mit erhobenen Armen überschreiten!

> **„Wer sein Ziel täglich im Blick hat, kann es nicht aus den Augen verlieren."**
>
> Marco Elling

Unterbewusstsein

Stellen Sie sich vor, Sie sind übergewichtig und sagen sich autosuggestiv: „Ich bin schlank!"
Die meisten Menschen sagen nun: „Ich belüge mich doch damit selbst!"

Angenommen, Sie laufen ständig den gleichen Pfad. Einen Weg, den Sie grundsätzlich gar nicht gehen wollen, doch sie gehen ihn trotzdem immer wieder. Was passiert? Aus dem Pfad wird ein Weg. Aus dem Weg wird eine Straße. Je öfter Sie den gleichen Weg gehen, desto ausgeprägter wird dieser Weg.

Genau so funktioniert Ihr Unterbewusstsein. Je öfter Sie einen Gedanken denken, desto manifester wird er!
DARUM: Steuern und achten Sie auf Ihre Gedanken.

> **„Achte auf Deine Gedanken – sie werden Deine Realität!"**

Wenn Sie unterbewusst glauben „Sport ist Mord", werden Sie wohl nie mit Spaß und vollem Enthusiasmus Sport treiben. Glaubenssätze bestimmen unser Leben. Sie sind im Unterbewusstsein fest verankert. Da Sie zu über 90 Prozent von Ihrem Unterbewusstsein gesteuert sind, können Sie sicher erahnen, von welchen Kräften Sie gelenkt werden. Da können Sie noch lange mit Ihrer Ratio schlank werden wollen. Wenn Ihre inneren Programme anders laufen, wird es nicht funktionieren.

Stellen Sie sich ein Computerprogramm vor. Es ist wie folgt programmiert: Sie drücken auf der Tastatur den Buchstaben „A" und auf dem Bildschirm erscheint eine Sonne. Diese Funktion wurde von dem Programmierer so festgelegt. Gleichgültig, wie stark Sie nun wollen, dass auf Ihrem Monitor beim Drücken des „A" ein Auto erscheint – es wird nicht funktionieren. Das Programm ist anders programmiert!

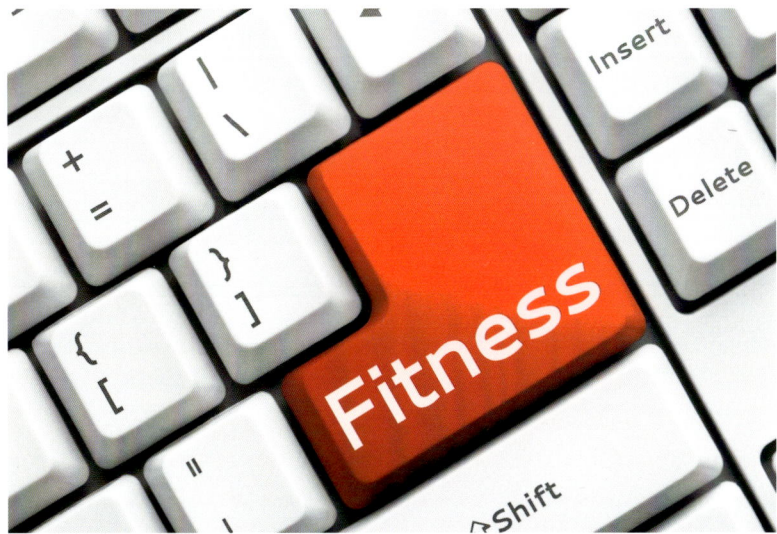

Wenn Ihr inneres Programm (Glaubenssatz) nun Sport ausschließlich mit Anstrengung und Mühe verknüpft, wird es schwierig, langfristig mit Freude Sport zu treiben! Natürlich können Sie sich eine Zeit lang mit eisernem Willen zum Sport zwingen, doch längerfristig wird Ihnen die Luft ausgehen.

Was bedeutet das? Lernen Sie Ihre inneren Programme kennen: Wie ticken Sie? Programmieren Sie sich um – Ihre Einstellung zu Ihrer „Fitness-Mission" ist entscheidend für Ihren Erfolg!

Hier einige Anregungen:

- Kennen Sie Ihr WARUM! Warum wollen Sie Ihr Ziel erreichen?

- Haben Sie IHR Ziel definiert oder das für gesellschaftliche Anerkennung?

- Denken Sie an Ihre „Ernte":
  Sie machen nicht 20 Kniebeugen – nein, Sie „machen" einen knackigen Hintern!

- Erstellen Sie ein Zielsymbol und platzieren es in Ihrem täglichen Blickfeld.

- Finden Sie Ihren persönlichen Rhythmus. Das bedeutet: Planen Sie Sport zu den Uhrzeiten, an denen Sie auch Sport machen wollen (z. B. Morgenmensch = Frühsport).

- Spielen Sie regelmäßig mental Ihr Wunschszenario durch (Zieleinlauf bei der Laufveranstaltung, toller Körper im Schwimmbad etc.).

Zwei Arten von Motivation:

Intrinsische Motivation

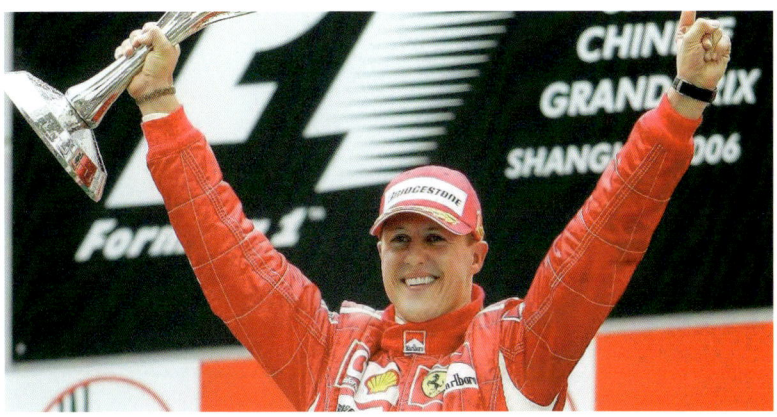

„Inneres Feuer" Begeisterung
Beispiel: Hobbies, Vision, Berufung

Extrinsische Motivation

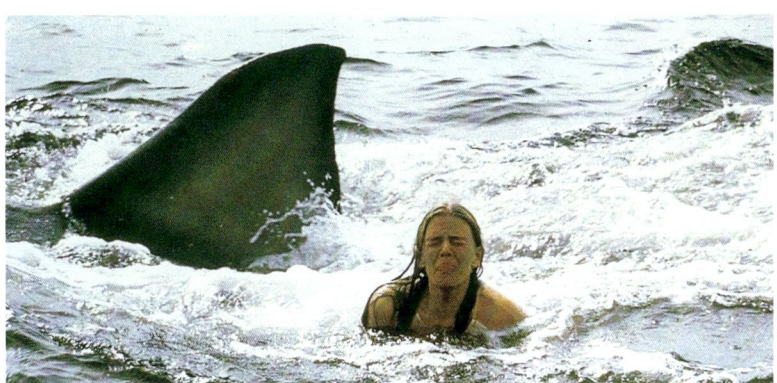

Positive „Belohnung"
Beispiel: Gute Schulnoten mit Geld belohnen

Negative „Strafe"
Beispiel: Schlechte Schulnoten mit Hausarrest bestrafen

Intrinsische Motivation (von innen kommend)

Brit Fit hat beschlossen, einen Halbmarathon zu laufen. Seit einigen Monaten ist sie aktive Läuferin und sucht nun eine neue Herausforderung. Drei- bis viermal wöchentlich läuft sie ihre Runde und fühlt sich super dabei. Sie hat am Laufen richtig Spaß gefunden – das war nicht immer so. Speziell zu Beginn ihrer Läuferkarriere dachte sie: „Ich werde nie eine Läuferin!"

Nun ist sie auf die Wettkampf-Situation gespannt – was sich mit regelmäßigem Training und einem klaren Ziel alles verändern lässt... Neugier und Ehrgeiz geben ihr unglaublichen Antrieb, um das Training für die 21,1 Kilometer bestens zu gestalten. Brit Fit misst sich bei diesem Lauf nicht mit anderen. Sie läuft für sich selbst und hat ihre persönliche Zielzeit im Visier.

Ein ebenfalls tolles Beispiel für intrinsische Motivation ist Michael Schumacher. Dieser Rennfahrer hat in der Formel 1 alles erreicht – Rekord-Weltmeister. Er hat Ruhm und Millionen verdient – warum setzte er sich dann nochmals diesem Risiko und diesem Stress aus? Wissen Sie warum? Weil er das Rennfahren liebte. Mit jeder Faser seines Körpers brannte er für diese Leidenschaft.

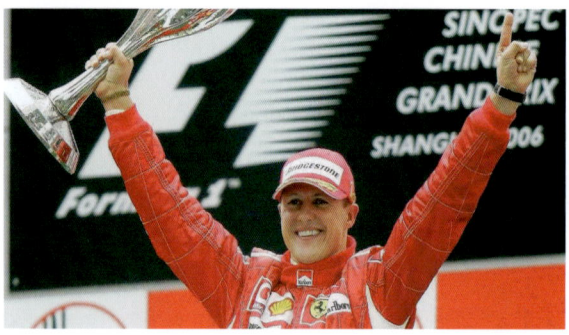

Dieser Mann ist intrinsisch motiviert

Ein klassisches Beispiel für intrinsische Motivation ist auch ein persönliches Hobby. Sehr viel Zeit und oftmals auch sehr viel Geld werden in ein Hobby investiert. Weder Ruhm noch die Aussicht, einen Preis zu gewinnen, treiben Menschen dazu, sehr viel Energie in ihre Passion zu investieren. Warum? Weil sie es gerne machen! Der Antrieb kommt von innen und ist für Außenstehende oft nicht nachvollziehbar.

Bei von innen kommender Motivation (intrinsische Motivation) sind die Antreiber überwiegend Neugier, Herausforderung und Erfolgserwartung.

Extrinsische Motivation (von außen kommend)

Frank Krank ist wieder einmal beim Arzt. Aufgrund von Franks Lebensstil sehen sich der Patient und der Mediziner immer häufiger. Herr Kranks Lieblingsgetränk ist Bier, sein Lieblingsessen sind Wurstsemmel. Das geht beides schnell, füllt den Magen und der Alkohol beruhigt auch noch die Gedanken.

Sein Arzt spricht nun Klartext und erläutert Franks Zukunfts-Szenario. Mit Vollgas in Richtung Diabetes, Herzinfarkt und Depression – zwischen diesen Erkrankungen kann er „wählen". So klar war die Ansprache seines Arztes noch nie. Frank geht nach Hause und seine Gedanken kreisen ständig um die ihm prophezeiten Krankheitsbilder. Sein Vater ist bereits an einem Herzinfarkt verstorben – ein bedrohliches Gefühl überkommt ihn.

Er beschließt jetzt, seinen Lebensstil zu ändern. Die Worte des Arztes wirken als extrinsische Motivation und tragen somit Früchte. Die Frage ist nur, wie lange. Denn wenn das nächste Gespräch mit dem Arzt zu lange auf sich warten lässt, vergisst/verdrängt Frank Krank ganz schnell wieder die mahnenden Worte.

Extrinsische Motivation kann sehr stark antriebsfördernd sein, jedoch nur so lange der externe Faktor Bestand hat. Wenn Sie im Meer schwimmen und plötzlich eine Haiflosse in Ihrer Nähe erscheint, werden Sie vermutlich einen ordentlichen Gang zulegen. Schwimmen Sie allerdings ein anderes Mal ohne Hai-Begleitung, wird Ihr Schwimmstil deutlich gelassener sein.

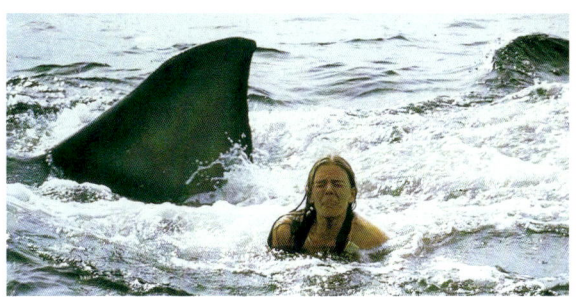

Diese Frau ist extrinsisch motiviert

Extrinsische Motivation können Sie auf zwei Arten erlangen:
· Durch Belohnung
· Durch Strafe

Wenn Menschen für ein Ergebnis eine attraktive Belohnung erwarten, sind sie motiviert. Manchmal machen Menschen dann auch Dinge, die sie gar nicht wollen, z. B. arbeiten viele Menschen acht Stunden am Tag in einem Beruf, den sie nicht mögen. Sie machen es trotzdem, da sie ihre Motivation aus der Belohnung (Lohn/Gehalt) schöpfen. Das ist ein klassisches Beispiel für extrinsische Motivation. Spitzenleistungen gibt es meist nur in Verbindung mit intrinsischer Motivation. Wenn Sie Ihren Beruf also auch ohne Gehalt gut ausführen würden (vorausgesetzt, Sie könnten ohne Geld gut leben), wären Sie intrinsisch motiviert und ziemlich sicher im richtigen Beruf!

Ein Beispiel zur extrinsischen Motivation durch Strafe ist Folgendes: Aufgrund schlechter Noten droht einem Schüler das Wiederholen des Schuljahrs. Für den Fall, dass er sich jetzt nicht bemüht, um durchzukommen, drohen ihm die Eltern mit dem Entzug des Taschengeldes. Dieser junge Mensch ist jetzt motiviert, sein Taschengeld zu verteidigen. Sobald dieses Schuljahr geschafft ist, wird sein Antrieb wieder gegen Null sinken. Da man im Schulsystem über keine attraktiven Prämien verfügt, wird für wenig motivierte Schüler meist die „Zwangsmotivation" durch Strafe eingesetzt.

In meinem Beruf als Personal-Trainer verstehen mich Menschen in erster Linie als externen Motivator. Sie wollen jemanden, der sie motiviert oder jemanden, der ihnen einen „Arschtritt" versetzt. Das ist völlig in Ordnung – zum Starten.

Die Kunst ist es, mit anfänglichen extrinsischen Motivationsstrategien die intrinsische Motivation eines Menschen zu entzünden.

Ich darf Ihnen ein tolles Beispiel aus meiner Praxis schildern:
Ein fünfzigjähriger Mann – nennen wir ihn Sigi – kontaktiert mich mit dem Wunsch, einige Kilogramm abzunehmen. Nebenbei würde es ihm Spaß machen, wenn er ein paar Kilometer joggen könnte, ohne um Luft zu kämpfen. Wir starten mit einem gemeinsamen Lauftraining (extrinsische Unterstützung) und einem langfristigen Ernährungskonzept. Nach wenigen Monaten hat Sigi weniger Körpergewicht als zuerst angedacht und kann mehrere Kilometer am Stück locker laufen. Sein Ziel ist erreicht. Daraufhin teilt er mir mit, dass sich seine Motivation im Sinkflug befindet. Klar, denn nun hat er kein klares Ziel mehr!

Spontan schlage ich ihm vor, einen Halbmarathon zu laufen. Sigi entgegnet sofort: „Ich bin doch kein Läufer und auch schon zu alt für so etwas!"

Einige Wochen später bekomme ich ein E-Mail von ihm mit dem Schluss-satz „Schöne Grüße von der Startnummer 2652".

Er hatte sich tatsächlich zum Wettkampf angemeldet! Aus Sicht einer per-fekten Betreuung war mir klar: Diesen Halbmarathon laufen wir gemein-sam. Also habe auch ich mich angemeldet und wir trainierten gemeinsam auf den Tag X. Den Halbmarathon beendeten wir erfolgreich unter zwei Stunden.
Übrigens auch mit Hilfe extrinsischer Motivation, nämlich den zahlreichen anfeuernden Zuschauern. An diesem Tag entflammte Sigis intrinsische Motivation zu einem großen Feuer. Ich erinnere mich noch, wie am Ziel das Lied „We are the champions" von Queen lief…

Welche Lawine intrinsische Motivation auslösen kann, werde ich Ihnen sagen. Sigi liest heute überwiegend Läufer-Zeitschriften, ist im Laufclub, ist unzählige Halbmarathons und Marathons gelaufen und ist im Ausdau-erbereich seinem damaligen Coach weit überlegen…PERFEKT!

„Der Wille öffnet die Türen zum Erfolg."

Louis Pasteur

Die intrinsische Motivation hat gegenüber der extrinsischen Motivation den grundlegenden Vorteil, dass sie weiterhin wirkt, auch wenn äußerer Zwang und Belohnung wegfallen.

Ob extrinsische oder intrinsische Motivation – wenn Sie Ihr Zeil erreichen wollen, müssen Sie auf jeden Fall Ihre Komfortzone verlassen!

Motivationstipp 1:
Finden Sie Ihre eigenen Ziele. Damit meine ich, dass Sie sich klar werden müssen, was Ihr Herzensziel ist. Die Gefahr ist groß, dass Sie sich Ziele setzten, die nur gesellschaftlich „in" sind. Etwa der Mann mit dem Waschbrettbauch, die schlanke Frau, der tolle Busen usw. Unterwerfen Sie sich nicht den gesellschaftlichen Normen. Definieren Sie Ihre persönlichen Herzenswünsche!

Motivationstipp 2:
Ziehen Sie sich vor einem großen Spiegel splitternackt aus (am besten wenn Sie alleine sind). Sind Sie glücklich mit dem, was Sie da sehen? Wenn nicht, dann handeln Sie!

Motivationstipp 3:
Schreiben Sie nun auf, warum Sie dieses Ziel erreichen wollen. Finden Sie mindestens 30 Gründe, warum Sie gesund, leistungsfähig, schlank etc. sein wollen. 30 Gründe sollten ausreichend Antrieb sein, um jetzt in die Gänge zu kommen. Wenn Sie wieder einmal ein Motivationstief haben, ziehen Sie Ihre 30 Gründe hervor und lesen Sie...

Motivationstipp 4:
Planen Sie Ihre sportlichen Aktivitäten schriftlich. Ich persönlich lege bereits in der Vorwoche meine Trainingseinheiten fest und halte diese in meinem Zeitplan fest. Zu diesen Zeiten bin ich für andere Personen nicht verfügbar. Ich habe einen wichtigen Termin – einen Termin mit mir selbst!

Motivationstipp 5:
Treffen Sie eine klare Entscheidung. Erst wenn Sie sich zu 100 Prozent für eine Sache entschieden haben, setzen Sie maximale Energie frei. Sicher kennen Sie Raucher, die sich von einem Tag zum nächsten von der Sucht befreit haben. Entscheiden Sie sich – legen Sie den Schalter im Kopf um!

Kurz und knapp:

> - Motiviert sind Sie, wenn Sie Ihr WARUM kennen.
> - Sie benötigen Selbstvertrauen, um Ihre Ziele zu definieren.
> - Finden Sie Ihre **eigenen** Ziele.
> - Unterteilen Sie Ihre Ziele in Etappen.
> - Basteln Sie Ihr Zielsymbol und haben Sie es täglich vor Augen.
> - Intrinsische Motivation wirkt nachhaltig.
> - Zuerst denken, dann handeln! Dann handeln und nicht mehr denken!

Druck von außen

Eine weitere Möglichkeit, seinen Zielen näher zu kommen ist es, Druck von außen zu erzeugen. Wenn Sie mehreren Menschen von Ihrem Vorhaben erzählen, werden zwangsläufig mehr Augenpaare auf Ihr TUN gerichtet sein. Ihr Umfeld wird beobachten, welche Aktionen Sie setzen, um Ihr Ziel zu erreichen. Wenn Sie das Ganze noch verstärken wollen, vereinbaren Sie noch Auflagen, welche bei Nichterreichen des Ziels fällig werden.

Ein Beispiel aus meiner Praxis:
Ein langjähriger Klient – nennen wir ihn Valentin – erzählte mir oft, dass ihn das Rauchen stören würde. Er habe viel Arbeit und die Zigaretten seien so etwas wie Beruhigung zum Feierabend.
Nach einer Fastenwoche in einem Kurhotel kam er zum Training und erzählte stolz, dass er bereits seit neun Tagen nicht mehr geraucht habe. Als ich fragte, ob er dies nun WIRKLICH durchziehen wolle, bejahte er meine Frage. Ich streckte ihm meine Hand entgegen und sagte: „Valentin, wenn Du wirklich aufhören willst, schlage ein! Solltest Du auch nur eine Zigarette anzünden, gibst Du mir 1.000 Euro! Dieses Geld werde ich dann spenden."
Als Ehrenmann wird er mich nicht belügen – zumal er sich vor allem selbst belügen würde. Bis heute – und das sind nun elf Monate – ist er Nichtraucher und Valentin ist richtig glücklich darüber!

Anmerkung zur Spende: Bei manchen Menschen kann der Hinweis, den Einsatz als Spende zu verwenden, den Antrieb etwas verringern. Denn es kann schnell der Gedanke aufkommen, man mache doch etwas Sinnvolles und bricht seine Versprechung leichter.

Wenn Sie Menschen von Ihrem Ziel erzählen, suchen Sie sich in erster Linie Personen, die Ihnen positiv gegenüber stehen. Dieses Umfeld wird Sie auch in Ihrem Vorhaben bestärken, wenn Sie persönlich mal einen Durchhänger haben. Bei Menschen, die nur auf Ihre Fehler oder Ihr Versagen warten, werden Sie keinen aufmunternden Zuspruch erfahren.

Gewohnheiten – Fluch oder Segen

Frank Krank ist – wie fast alle Menschen – ein „Gewohnheitstier". Sein Arbeitsplatz ist zwei Kilometer von seiner Wohnung entfernt. Tagein tagaus fährt Frank mit seinem Auto in wenigen Minuten zur Arbeit und abends wieder nach Hause. Dieses Verhalten ist auf zwei Arten destruktiv: Einerseits verschleißt der Motor seines PS-Boliden auf Kurzstrecken wesentlich schneller, andererseits raubt er seinem körperlichen Motor – seinem Herz – jede Bewegung und dadurch die Möglichkeit, stärker zu werden.

Ob Sie im Leben das bekommen, was Sie sich wünschen, wird zum größten Teil von Ihren Gewohnheiten bestimmt.
Fitte Menschen tun gewohnheitsmäßig Dinge, die Sie fit und gesund halten.
Glückliche Menschen tun und denken gewohnheitsmäßig Dinge, die sie glücklich machen.
Es reicht nicht, nur zu wissen, wie wir etwas erreichen können. Wenn wir dauerhaft davon profitieren wollen, müssen wir eine Gewohnheit daraus machen, sonst nutzt alles Wissen nichts. Der Spruch „Wissen ist Macht" ist so nicht ganz korrekt. Erst angewandtes Wissen ist Macht und sorgt für Erfolg.

Nehmen wir einmal an, Sie wollen Ihre Kondition steigern. Reicht es, wenn Sie nur einmal laufen gehen? Wohl kaum. Es reicht auch nicht, eine einzige Trainingswoche zu absolvieren. Wenn Sie wirklich körperlich fit werden wollen, dann müssen Sie das ganze Jahr trainieren, sonst bringt es nichts. Sport zu treiben, muss eine Gewohnheit werden, sonst können Sie es vergessen.

Das gleiche in einem anderen Kontext: Stellen Sie sich vor, Sie wollen die Beziehung zu Ihrem Partner oder Ihrer Partnerin verbessern. Reicht es, wenn Sie sich an einem Tag darum bemühen? Oder eine Woche lang? Nein. Wenn Sie die Beziehung dauerhaft verbessern wollen, müssen Sie es sich zur Gewohnheit machen, Ihren Partner oder Ihre Partnerin liebe- und respektvoll zu behandeln.

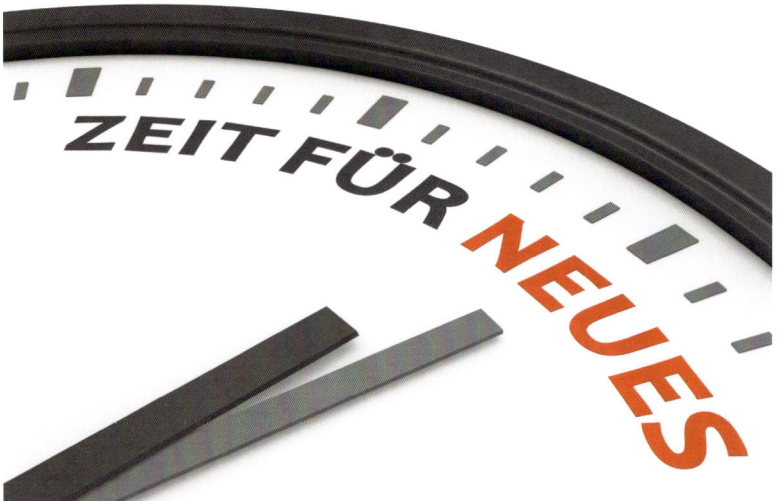

Gewohnheiten sind eine tolle Sache. Sie erleichtern unser Leben wesent- lich. Stellen Sie sich vor, Sie müssten beim Autofahren jedesmal überle- gen, welchen Gang Sie als nächstes einlegen. Routine nimmt uns geis- tige Arbeit ab und erleichtert uns das Leben. Doch diese gewissermaßen gedankenlosen Abläufe bergen auch ihre Gefahren.

Haben sich – vor allem die schlechten – Gewohnheiten erst einmal etab- liert, werden sie häufig nicht mehr hinterfragt. Angenommen, Sie trinken jeden Morgen drei Tassen Kaffee. Das machen Sie schon seit Jahren – schließlich muss man ja irgendwie wach werden... Dummerweise essen Sie erst mittags Ihre erste Mahlzeit. Das bedeutet, dass Ihr Magen aus- schließlich mit dem Kaffee beschäftigt ist. Koffein erhöht die Produktion von Magensäure, die langfristig Ihre Magenschleimhaut angreifen kann. Natürlich ist das nicht sofort spürbar. Doch Gewohnheiten pflegen wir ja nicht nur gestern und heute, sondern oft über Jahre oder gar Jahrzehnte hinweg. In dieser Zeitspanne kann diese eher destruktive Gewohnheit Ihnen Schaden zufügen.

Es ist also gut, wenn Sie Ihre Gewohnheiten von Zeit zu Zeit überprüfen und sich fragen: „Macht mich diese Gewohnheit gesünder, fitter oder glücklicher?"

Unsere Gewohnheiten sind es, die die Qualität unseres Lebens ausmachen, und nicht einmalige Handlungen. Es sind die Dinge, die wir von ganz alleine tun, ohne dass wir uns daran aktiv erinnern müssen.

Glaubt man Experten, so dauert es ca. 28 Tage, sich etwas Neues anzugewöhnen. Dazu mehr im nächsten Kapitel über das Thema Disziplin.

Das Schöne an Gewohnheiten: Wenn Sie es schaffen, alte destruktive Gewohnheiten durch neue konstruktive Abläufe zu ersetzen, sind diese dann auch langfristig etabliert.

Ein Beispiel:
Auch Brit Fit ist von Gewohnheiten geprägt. Täglich fährt sie mehrmals mit dem Lift in ihre Wohnung, die sich im zweiten Obergeschoss befindet. Irgendwann hört Brit Fit den Spruch „Lift ist Gift". Das gibt ihr zu denken, und sie beschließt, ab sofort das Treppenhaus zu benutzen. Brit hat es tatsächlich geschafft, ihre Gewohnheit zu ändern. Auf Jahre gerechnet erspart sich Brit Fit nicht nur Strom und Wartungskosten des Aufzugs, nein, sie gewinnt auch an Muskelkraft und Kondition. Sie kommt zu der Überzeugung: „Besser mit trainierten Beinen und einem knackigen Po Treppen steigen, als faul - die oft peinliche - Stille im Aufzug zu überstehen.

Disziplin

Disziplin steht auf der persönlichen Beliebtheitsskala vieler Menschen zwischen Zahnarzt und Bauchkrämpfen. Doch ohne Disziplin erreichen wir nichts. Ich bin überzeugt, dass auch Sie sehr diszipliniert sind. Dass Ihnen diese Eigenschaft nicht in jeder Lebenslage und in vollem Umfang zur Verfügung steht, ist ganz normal.
Unternehmer, die ihr richtiges „Spielfeld" gefunden haben, sind meist sehr diszipliniert bei ihrer Arbeit. Dafür fehlt ihnen oft der Durchhaltewillen im Bereich der persönlichen Gesundheitsvorsorge.

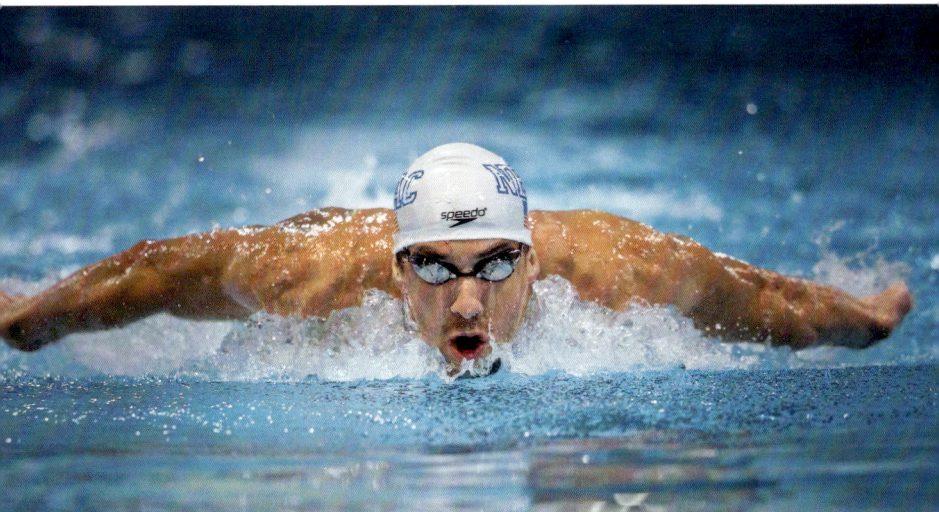

Disziplin ist der Weg zu Ergebnissen!

Die Mutter mit zwei Kindern ist sehr diszipliniert im Umgang mit Haushalt und Kinderbetreuung. Darunter leidet aber vielleicht ihr persönliches Fitnessprogramm.

Maximale Disziplin in allen Lebensbereichen gibt es nicht. Einerseits ist unser Energiepotential (physisch wie psychisch) begrenzt, andererseits haben wir nicht für alle Herausforderungen klare attraktive Ziele. Diese sind Vorraussetzung, um motiviert und diszipliniert zu handeln.

Drei Phasen der Disziplin

Angenommen, Sie waren bisher unsportlich und beschließen jetzt, mit dem Laufen zu beginnen. Mit Spaß hat das in Ihren Gedanken noch nichts zu tun.

Die erste Phase:
In den ersten drei bis sechs Wochen ist es ein ständiger Kampf, sich zum Joggen aufzuraffen. Ihr innerer Schweinehund bellt noch ganz laut, wenn Ihr Verstand Ihnen sagt, dass es wieder Zeit für Sport ist. Diese erste Phase wird oft auch als Gewohnheitsphase bezeichnet, da wir eben diese vier Wochen brauchen, um eine neue Gewohnheit zu etablieren.

Die zweite Phase:

Sie spüren bereits positive Effekte aufgrund Ihres Fitnessprogramms. Bestätigt von diesem Gefühl, schnüren Sie sich schon wie selbstverständlich Ihre Laufschuhe. Doch es gibt Tage, da müssen Sie sich überwinden. Hier ist wirklich Disziplin gefragt. Sobald Sie jedoch in der Natur sind, genießen Sie Ihren Trainingslauf. In der ersten Phase war das noch ganz anders…

Die dritte Phase:

Diese Phase beginnt nach etwa einem Jahr. Laufen ist für Sie selbstverständlich geworden. Sie freuen sich sogar auf den Lauf am Morgen. Jetzt haben Sie richtig Momentum aufgebaut – Sie sind nur noch schwer zu stoppen. Ihr regelmäßiges Sportprogramm ist zur Überzeugung geworden. Wenn sich jetzt jemand kritisch über Ihr Fitnessprogramm äußert, stehen Sie darüber. Sie **wissen**: „Ich fühle mich großartig und ich bin topfit." Diese Gewissheit verleiht unglaubliche Kraft. Sie ist wie ein Glaubenssatz in Ihnen verankert. Sie sind felsenfest davon überzeugt, dass Sie durch das Fitnessprogramm gesund und leistungsfähig sind.

Momentum aufnehmen

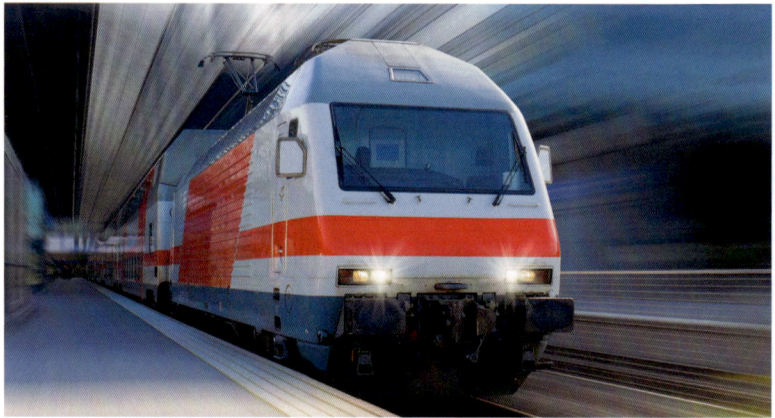

Haben Sie schon einmal versucht, einen Zug mit Tempo 200 km/h aufzuhalten? Selbst wenn Sie eine dicke Mauer auf die Gleise bauen würden

– der Zug würde mühelos durch sie hindurch brausen. Der Grund dafür ist: der Zug hat Momentum. Er ist in Bewegung, er hat Fahrt aufgenommen und hat jetzt massive Power!

Was ich meine, ist, dass auch Sie Momentum aufnehmen sollten, um Ihre Ziele zu erreichen. Wenn Sie fitter werden wollen, müssen Sie loslegen. Natürlich kostet das in der Startphase Energie und Disziplin. Doch diese Power sollten Sie mitbringen, wenn Ihnen Ihr Ziel wirklich wichtig ist.
Sicher kennen Sie Menschen, die häufig – scheinbar immer motiviert – Sport treiben. Diese Menschen haben bereits Momentum. Auch sie haben zuerst mithilfe von Disziplin anfängliche Widerstände (Phase 1) durchbrochen. Nach und nach wurde die Bewegung zur Normalität und nun brauchen sie den Sport. Wenn Sie einmal richtig in Fahrt sind, können Sie leichter fortfahren als anhalten – Momentum hält Sie in Fahrt!

„Aufschieberitis"

Das ist eine altbekannte Krankheit. Sie wissen, dass Sie jetzt laufen sollten, um Ihrem Fitnessziel näher zu kommen. Allerdings erhalten Sie diese Information gerade ausschließlich von Ihrer Ratio. Auf Ihrer Lustskala befindet sich der Zeiger leider aktuell im Minusbereich.
Gut, dass Ihnen gerade noch die eine oder andere wichtige Erledigung in den Sinn kommt, den Müll leeren, den Geschirrspüler ausräumen, eine E-Mail verfassen und lauter Dinge, die unmöglich warten können…

Der Sack an Ausreden ist bei den meisten Menschen riesengroß. Ausreden für was? Für Ihr, doch so angestrebtes, Fitnessziel. Warum suchen so viele Menschen nach Ausreden? Der Körper ist doch angeblich so wichtig!
Natürlich wissen die meisten Menschen, dass es sich wirklich nur um Ablenkungen handelt.

**„Je spektakulärer die Begründung,
desto eher fühlen wir uns im Recht, sie als willkommene
Ausrede zu benutzen."**

Ob Sie inaktiv sind, weil Sie mit Ihrem Auto in einen Hurrikan gerieten, dann durch ein Erdbebengebiet fahren mussten, schließlich noch ein totes Schaf auf der Strasse fanden, das Sie ordentlich beerdigen mussten und letztlich mit den Reifen auf einer frisch geteerten Strasse stecken blieben … oder ob Sie einfach nur zu Hause geblieben sind, weil Sie einfach keine Lust hatten, sich zu bewegen – das Ergebnis ist das **gleiche**!

Denken Sie daran, dass es in diesem Zusammenhang der Sinn einer Ausrede ist, die Aufmerksamkeit von uns weg auf etwas anderes oder jemand anderen zu lenken. Dadurch werden wir zum Opfer der Umstände und geben unsere Macht ab. Wir suchen durch dieses Verhalten Mitleid und Verständnis statt Respekt und Anerkennung.
Immer wenn Sie sagen: Dies ist schuld, der ist schuld etc. geben Sie Ihre Macht ab. Übernehmen Sie Verantwortung für Ihr Handeln (oder Ihr Unterlassen) und behalten Sie die Macht über Ihr Leben.

Ja, ich schaffe das – Selbstmotivation!

Eigene Ziele finden: Was ist mein Ziel, mein wahres Ziel?

Energie und Durchhaltevermögen sind wichtige Voraussetzungen, um Ziele im Leben zu erreichen. Genau diese Fähigkeiten stellt unser Gehirn zur Verfügung, wenn wir uns für eine Aufgabe begeistern.

Konkrete Absichten
Sie kennen allgemeine Vorsätze wie „Gesünder leben" oder „Mehr bewegen". Doch damit kann unser Gehirn nichts anfangen. Diese Ziele sind nicht greifbar und meist zum Scheitern verurteilt. Bringen Sie es auf den Punkt, zum Beispiel: Jeden Tag einen Apfel essen, oder zweimal in der Woche 45 Minuten joggen.

Schrittweise vorgehen
Steht eine große Aufgabe an, zerlegen Sie diese in kleine Teil-Abschnitte. Wenn Menschen einen ganzen Berg vor Augen haben, fällt jeder Anfang schwer. Unterteilen Sie daher große Ziele immer in kleinere Etappen und gehen Step by Step!

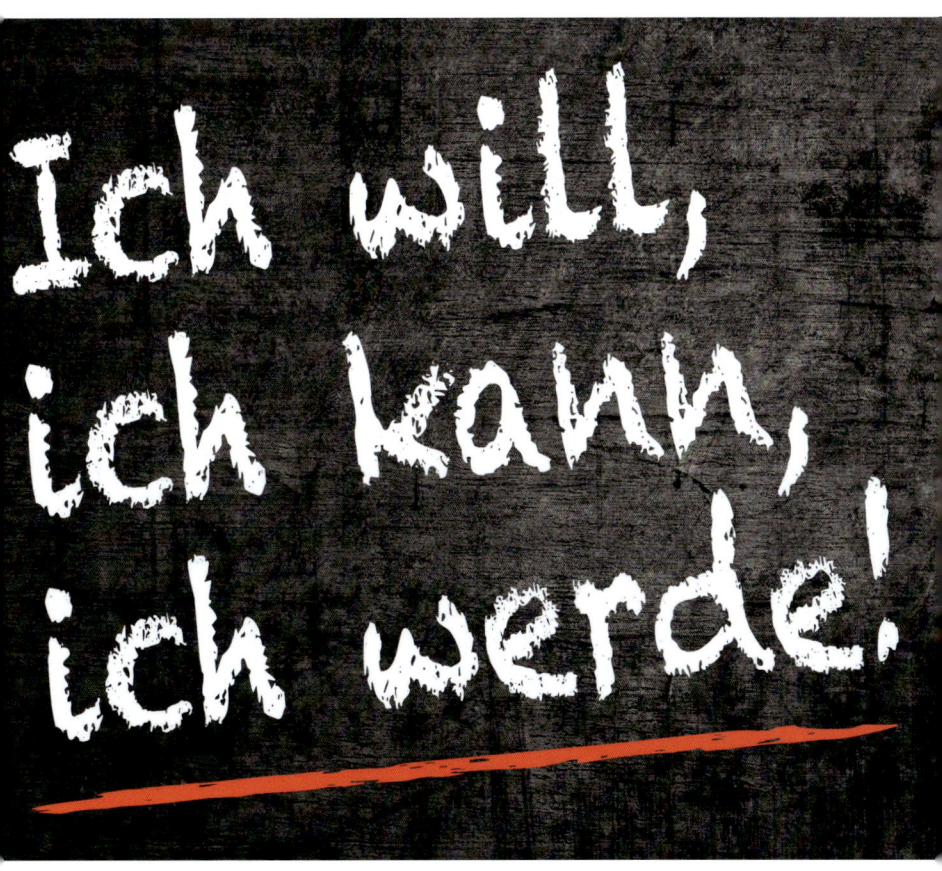

Ich will,
ich kann,
ich werde!

Sich geistig vorbereiten

Haben Sie den Entschluss gefasst, beispielsweise fünf Kilogramm abzunehmen, gehen Sie in Gedanken den Tag durch. Wie werden Sie sich verhalten – was machen Sie anders als bisher? Je detaillierter Sie sich diese Umstellung vergegenwärtigen, desto leichter kann Ihr Gehirn die Situation bewältigen. Das ist Mentaltraining!

Jetzt realisieren

Zu schön wäre es, wenn die Gedanken alleine Ihre Wünsche erfüllen könnten. Ihr Mentaltraining hat Sie bestens auf die Aufgaben vorbereitet und unterstützt Sie bei der Realisierung. Jetzt heißt es nur noch: TUN!

Neues erleben

Nun brechen Sie aus Ihren Routinen aus (siehe Kapitel Komfortzone) und konfrontieren sich mit neuen Situationen. Das regt Ihr Gehirn zu seiner vollen Leistungsfähigkeit an. Jetzt werden neue Programme erstellt. Bleiben Sie dran, dann werden aus diesen neuen Pfaden richtige Autobahnen. Das sind später Ihre neuen Gewohnheiten.

Erfolge genießen

Wenn Ihnen etwas gelungen ist, belohnen Sie sich. Belohnen Sie sich für jedes erreichte Etappenziel – aber nicht mit Süßigkeiten!
Wichtig ist, dass Sie sich diesen Erfolg auch selber zuschreiben können. Machen Sie nicht andere oder äußere Umstände für Ihren Erfolg verantwortlich. Durch diese falsche Bescheidenheit büßen Sie Motivation ein.

„Wer ein Warum hat,
erträgt fast jedes Wie."

Friedrich Nietzsche

SPORT

Frank Krank ist Sportmuffel. Sport gibt's für ihn nur im Fernseh-Programm. Zu mühsam ist die körperliche Anstrengung für ihn. Mit seinen 15 Kilogramm Übergewicht wird die sportliche Betätigung zur Belastungsprobe. Seine Gelenke spürt Frank noch drei Tage nach der Bewegung, seine Lungenleistung ist am Limit und auch die mentale Verfassung ist nach dem Sportversuch am Boden. Verständlich, denn durch jahrelange „Schonung" ist Franks Körper alles andere als fit und leistungsfähig.

„Zu unserer Natur gehört die Bewegung – die vollkommene Ruhe ist der Tod."

Blaise Pascal

Effektivität und Effizienz

Heute soll alles schnell gehen, am besten erscheint es, mit wenig Aufwand maximale Ergebnisse zu erzielen. Im Folgenden gebe ich Ihnen ein Beispiel für Effizienz:

Eine Woche hat 168 Stunden. Einmal angenommen, Sie investieren nur vier Stunden pro Woche in Sport, idealerweise ein Mix aus Kräftigungstraining und Ausdauersport. Nun bleiben Ihnen noch 164 Stunden pro Woche übrig.

164 Stunden, in denen Sie leistungsfähiger sind
164 Stunden, in den Sie besser aussehen
164 Stunden, in denen Sie gesünder sind
164 Stunden, in denen Sie sich besser fühlen
164 Stunden, in denen Sie stressresistenter sind
164 Stunden, in denen Sie wissen, aktiv für Ihre Gesundheit gearbeitet zu haben (Gewissen)

Vier Stunden investieren und anschließend 164 Stunden davon zehren, das nenne ich effektiv. Was Sie natürlich auch noch bedenken sollten: Richtig trainieren bedeutet auch, Spaß im Training zu haben. In meiner langjährigen Tätigkeit konnte ich schon oft erleben, wie sich Klienten von Sportmuffeln zu Sportkanonen entwickelt haben.

Sport versus Bewegung

Sport ist aus meiner Sicht ein unerlässliches Grundelement für eine hohe Lebensqualität. Ich nenne es bewusst Sport und nicht Bewegung. Zwischen diesen beiden Begriffen besteht ein großer Unterschied: Während zur Bewegung auch das Drücken der Fernbedienung gehört, ist Sport von einer entscheidenden Intensität gekennzeichnet. Sport verändert Ihren Körper – Bewegung nicht unbedingt.

Gerne vergleiche ich das mit folgendem Beispiel: Denken Sie an einen Menschen, der auf der Intensivstation im Koma liegt. Der Patient wird regelmäßig von Physiotherapeuten „durchbewegt", damit die Gelenke nicht steif werden. Das ist Bewegung. Wenn es Ihr Ziel ist, nicht einzurosten, ist Bewegung ausreichend. Wollen Sie hingegen fit und leistungsfähig werden, müssen Sie sich mit Sport beschäftigen. Sportliches Training ist zielgerichtet und ein positives Ergebnis setzt einen trainingswirksamen Reiz voraus.

Der trainingswirksame Reiz ist für die Veränderung Ihres Körpers verantwortlich. Ihre Muskeln werden stärker, Ihre Kondition steigt und Ihre koordinativen Fähigkeiten verbessern sich. Kurzum: Sie werden leistungsfähiger.

Dies alles geschieht ausschließlich dann, wenn Sie eine gewisse Grenze überschreiten, Ihr Körper passt sich an diese Belastungen an.

Beispiel Krafttraining:
Wenn Sie Gewicht stemmen, werden Ihre Muskeln größer und stärker – vorausgesetzt, die Intensität stimmt. Wenn Sie täglich fünf Liegestütze absolvieren, obwohl Sie Kraft für zehn Wiederholungen hätten, wird sich Ihr Körper nicht verändern. Um Ihre Muskelkraft zu erhöhen und Ihr Muskelgewebe zu verändern, müssen Sie an die Kraftgrenze gehen. In diesem Beispiel bedeutet das, dass Sie alles daran setzen, elf Wiederholungen zu absolvieren.

Beispiel Ausdauertraining:

Wenn Sie regelmäßig längere Einheiten laufen oder Rad fahren, wird Ihre Ausdauerleistung steigen – vorausgesetzt, Herzfrequenz und Dauer stimmen. Wenn Sie dreimal wöchentlich (z. B. mit Ihrem Hund) spazieren gehen, ist das toll für Ihr Haustier. Auch Sie können frische Luft tanken und die Gedanken fließen lassen. Erwarten Sie dadurch nur keine körperliche Verbesserung in Form von gesteigerter Kondition! Anders als beim Krafttraining trainieren Sie hier nicht am Belastungsmaximum. Vielmehr sind die korrekte Herzfrequenz und die Dauer für Ihren Trainingserfolg entscheidend. In diesem Beispiel bedeutet das, dass Sie – ausgerüstet mit einem Herzfrequenzmesser – ein bestimmtes Tempo laufen/joggen (ohne ständig Rücksicht auf Ihren Hund zu nehmen).

In diesem Buch werde ich immer wieder auf zwei Sportarten zurückgreifen: auf Krafttraining und den gesamten Ausdauertrainingsbereich.

Warum Krafttraining?

1. Weil durch gezieltes Krafttraining Ihre Muskeln gefordert und somit leistungsfähiger werden. Eine leistungsfähige Muskulatur ist Grundlage (fast) jeder Sportart. Egal ob Sie klettern, Basketball spielen oder Triathlon machen. Nur wenn Ihre Muskeln trainiert sind, werden Sie die nötige Power haben. Je besser Ihre Muskulatur trainiert ist, desto mehr „PS" haben Sie.

2. Weil Sie durch Krafttraining Ihre Muskelmasse vergrößern können. Nein, das muss nicht zwangsläufig im Bodybuilding enden. Mehr Muskelmasse bedeutet, 24 Stunden täglich mehr Kalorien zu verbrennen. Dieser Effekt ist zum Abnehmen oder zur Körpergewichtstabilisierung Gold wert!

3. Weil Krafttraining eine optimale Art ist, Ihren Körper zu formen. Muskeln sind festes Gewebe, das Sie anspannen können und das Ihrem Körper eine tolle Silhouette gibt.

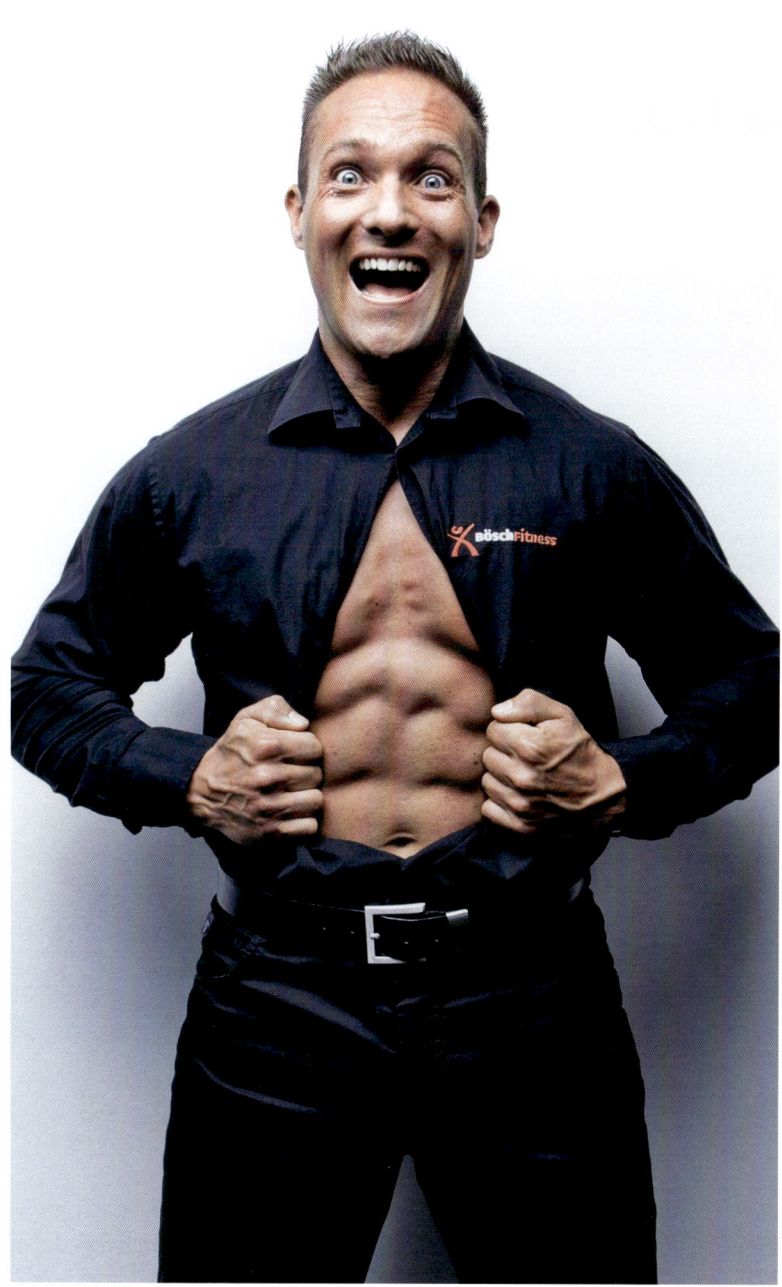

Die schönsten Pakete haben eine Lieferzeit von mehreren Monaten.

Warum Ausdauertraining?

1. Weil diese Art des Trainings ein Meilenstein für Ihre Gesundheit ist. Ihr Herz-Kreislauf-System wird topfit und Ihre Kondition kommt auf Vorderfrau/Vordermann. Das bedeutet Treppen steigen, wandern und Rad fahren ohne Qual und Atemnot.

2. Richtiges Ausdauertraining macht Ihren Körper zur Fettverbrennungsmaschine. Die durch Krafttraining aufgebauten Muskeln verbrennen dann sehr effektiv unliebsames Körperfett.

3. Ausdauertraining stellt auch für andere Sportarten eine konditionelle Basis dar. Was nützt Ihnen eine tolle Technik beim Tennis, wenn Sie nach dem ersten Satz nach Luft japsen?

Grundpfeiler für erfolgreiches Training

In der Fachsprache wird von Trainingsprinzipien gesprochen. Ich möchte hier aus meiner Erfahrung die wichtigsten kurz erläutern:

Prinzip 1: Trainingswirksamer Belastungsreiz

Um Ihren Körper zu verändern, brauchen Sie einen trainingswirksamen Reiz. Was bedeutet das? Ihr Körper verändert sich nur, wenn Sie Ihn aus der Komfortzone befreien, er wird sich nur anpassen und besser funktionieren, wenn es einen Grund dafür gibt (Lebensgesetz von Ursache und Wirkung).
Ihre Muskeln sehen sich erst veranlasst, zu wachsen, wenn die Anforderungen an sie groß genug sind. „Spielen" oder „Streicheln" verändert keine Muskulatur.

Wenn Sie im Fitnesscenter trainieren und die Übungen einfach abspulen, befriedigen Sie vielleicht Ihr Gewissen, doch Ihre Figur wird sich dadurch nicht verbessern. Was würde geschehen, wenn Sie immer nur das kleine Einmaleins üben würden? Denken Sie, dass Sie jemals 47 x 25 rechnen können? Was würde eintreten, wenn Sie immer nur die ersten zehn englischen Wörter wie *dog, cat, house…* lernen würden. Denken Sie wirklich, dass Sie jemals über einen vernünftigen Wortschatz verfügen werden? Wohl kaum!

Ich verstehe dann nur nicht, warum Menschen denken, dass vom Gerätewärmen im Fitnesscenter die Muskeln wachsen sollen?!

Leistungszuwachs setzt voraus, dass die aktuelle Trainingsbelastung eine bestimmte Schwelle überschreitet. Anders ausgedrückt: Sie müssen Ihren Organismus mit einer bestimmten Intensität (und für gewisse Zeit) reizen, damit er nach einer Anpassung (Adaption) eine höhere Leistungsstufe erreicht.

Die Reizstufenregel kennt vier Belastungsniveaus:

Stärke des Reizes	Wirkung auf den Läufer
unterschwelliger Reiz	keine Ausdauerverbesserung
schwach überschwelliger Reiz	Ausdauer erhaltend
stark überschwelliger Reiz	Anpassung des Körpers, Ausdauerverbesserung
zu starker Reiz	funktionsschädigend

Belastungsreiz am Beispiel von Ausdauertraining (Laufen)

In Fitnesscentern beobachte ich zwangsläufig viele Menschen beim Training. Wenn Sie mit den kleinsten Gewichten Ihre Oberschenkelmuskeln fordern, wird dies keine Veränderungen mit sich bringen. Halt, doch: Sie werden die Bewegungsausführung irgendwann verbessern und Ihre Gelenke werden nicht steif.
Gerne vergleiche ich ein solches Training mit der Arbeit eines Physiotherapeuten auf der Intensivstation. Wenn Menschen im Koma liegen, müssen sie regelmäßig bewegt werden. Passiert dies nicht, werden ihre Gelenke steif. Mit „Spielen" im Fitnesscenter kann Ihnen das schon mal nicht passieren!
Doch eine sichtliche Veränderung Ihrer Figur ist mit dieser Intensität ausgeschlossen. Wenn Sie sich hingegen **schwereren** Aufgaben (im wahrsten Sinne des Wortes = Krafttraining) stellen, werden Sie auch Fortschritte erzielen!

Im Krafttraining = hohe Intensität + kurze Dauer
Stellen Sie sich die Figur eines 100-Meter-Sprinters vor. Ein Muskelpaket! Was macht dieser Sportler? Er rennt 100 Meter höchstes Tempo! Kurz und explosiv!

Im Ausdauertraining = moderate Intensität + lange Dauer
Stellen Sie sich die Figur eines Marathonläufers vor. Schlank! Was macht dieser Sportler? Er läuft 42 Kilometer (und mehr) mit moderater Intensität.

Aus Erfahrung kann ich sagen, dass sich der Großteil der Menschen im Krafttraining unterfordert, während sich sehr viele Menschen im Ausdauertraining überfordern!

Arnold Schwarzenegger stellte einmal fest: „Der Schmerz ist gut. Der Umgang mit der Schmerzzone unterscheidet den Champion vom Nichtchampion. Ich mag den Schmerz, der mich zum Champion macht!"

„Wenn Wasser aus der Haut rauskommt, geht nichts kaputt! Beim Sport ist Schwitzen erlaubt!"

Prinzip 2: Wiederholung und Kontinuität

Dieses Prinzip missachten leider sehr viele „sportliche" Menschen. Kontinuität ist eine Grundvoraussetzung für nachhaltigen Erfolg.

Dauerauftrag
Sie können kein Depot an körperlicher Fitness anlegen. Auf dieses Konto müssen Sie regelmäßig einzahlen – eine Art Dauerauftrag. Wenn Sie heute ein effektives Training absolviert haben, ist das perfekt! Wenn Sie anschließend für zwei Wochen pausieren, ist der Trainingseffekt leider wieder dahin. Trainingsreize müssen Sie regelmäßig setzen. Regelmäßig bedeutet in diesem Kontext nicht jeden ersten Montag im Monat. Abhängig von Intensität und Umfang des Trainings sind mehrere Einheiten pro Woche sinnvoll. Im Krafttraining sind Sie mit zwei bis drei Trainingseinheiten pro Woche optimal bedient. Im Ausdauerbereich können Sie drei- bis fünfmal pro Woche trainieren – sofern Sie sich an die Belastungsvorgaben halten.

Im Sport ist es wie überall im Leben: Wiederholung ist die Mutter des Lernens und der Optimierung! *(Siehe Abbildung Seite 91)*

Prinzip 3: Optimale Relation von Belastung und Erholung

Sportmuffel oder totale Enthusiasten – diese beiden Arten von Bewegungs-Menschen sind oft zu beobachten. Der Anti-Sportler schont sich bis zum Verderben, denn die Aussage „Wer rastet, der rostet" trifft den Nagel auf den Kopf.
Allerdings ist ein Übermaß an (unkontrolliertem) Sport auch nicht die Lösung. Speziell im Kräftigungstraining sind Pausen zwischen den Trainingseinheiten wichtig. Muskeln wachsen in der Erholungsphase, nicht während des Trainings! Beim Sport setzen Sie den entscheidenden trainingswirksamen Reiz zum anschließenden Wachstum (vorausgesetzt, Sie trainieren intensiv genug!). Oft sind junge Männer zu beobachten, die die wichtigen Regenerationsphasen vernachlässigen. Daraus resultierend wundert es nicht, dass die ausbleibenden Erfolge die Anfangseuphorie stoppen und das Training wieder an den Nagel gehängt wird.

Im Ausdauertraining verhält es sich oft umgekehrt. Hier beobachte ich viele Menschen, die mit einer zu hohen Intensität Sport treiben. Ungeachtet der eigenen Grenzen schleppen sich Übermotivierte mit hochrotem Kopf durch den Parcour: Trainieren Sie mit tiefer Herzfrequenz und dafür über einen längeren Zeitraum. Wenn Sie mit moderater Belastung unterwegs sind, können Sie (fast) täglich Ihr Ausdauertraining absolvieren.

Entscheidend für Ihren Erfolg ist das ausgewogene Verhältnis von Belastung und Erholung. Trainieren Sie richtig, und erholen Sie sich anschließend richtig. Hierbei unterstützen Sie ausreichend Schlaf und eine gute Ernährung. Auch regenerative Maßnahmen wie Sauna, Massage oder Entspannungstechniken machen Ihren Körper schnell wieder einsatzbereit.

Prinzip 4: Progressive Belastungssteigerung

Dies ist eines meiner Lieblingsprinzipien. Seit knapp 20 Jahren bin ich in Fitnesscentern unterwegs. Immer und überall bietet sich dasselbe Bild. Menschen, die mit modernen Geräten „spielen". Wenn die 40-jährige (gesunde) Frau auf der Beinpresse sitzt und 20 Kilogramm stemmt, ist das zwar Bewegung, doch mit Training hat das nichts zu tun. Ihre Beine würden wahrscheinlich das Fünffache bewältigen können. Mit 20 Kilogramm Belastung sieht sich der Körper überhaupt nicht veranlasst, irgendwelche Systeme zu verbessern. Das kostet Energie und ist für diese „Herausforderung" überhaupt nicht nötig. Erst wenn Sie Ihrem Körper ein Signal durch einen trainingswirksamen Reiz (Prinzip 1) geben, werden Sie auch Erfolg haben.

Wenn Sie nun anstatt 20 Kilogramm mit dem vielfachen Gewicht trainieren, z. B. mit 100 Kilogramm eine Folge von zwölf Wiederholungen machen, wird Ihr Organismus gefordert und er wird sich anpassen! Doch der springende Punkt kommt jetzt in Form von **„progressiver Belastungssteigerung"**. Das bedeutet, dass Sie mit zunehmender Trainingsdauer (auf Wochen und Monate) Ihre Anforderungen steigern müssen – sofern Sie wirklich etwas erreichen wollen.
Sie geben Ihrem Körper eine sportliche Aufgabe, er passt sich an und wartet auf den nächsten Reiz. Ist dieser Reiz gleich groß wie der Vorangegangene, stagniert Ihre Entwicklung. Steigern Sie dagegen z. B. Ihr Trainingsgewicht, setzen Sie den nächsten Belastungsimpuls und Ihr Körper wird sich verlässlich auch dieser Herausforderung anpassen.
Steigende Belastung muss nicht zwingend bedeuten, dass Sie im Krafttraining ständig schwerere Gewichte heben müssen. Es gibt eine ganze Reihe von Möglichkeiten, die Belastung zu erhöhen:

· Steigerung der Trainingshäufigkeit (statt zweimal wöchentlich, dreimal pro Woche Laufen gehen)
· Steigerung der Anzahl Übungen innerhalb eines Trainings
· Steigerung der Gewichte oder Trainingsintensität (Puls)
· Verkürzung der Pausen innerhalb eines Trainings

Nur wenn Sie sich ständig höheren Anforderungen aussetzen, werden Sie dauerhafte Erfolge verzeichnen. Das ist übrigens in allen Lebensbereichen das gleiche. Wenn Sie beispielsweise immer dasselbe tun (Komfortzone), findet keine persönliche Entwicklung statt. Verlassen Sie auch im Training immer wieder die kuschelige Komfortzone, sonst wird es um die Hüften auch immer „kuscheliger".

Eine für mich eindrucksvolle Geschichte zu diesem Trainingsprinzip ist jene des Milon von Kroton, eines griechischen Ringkämpfers, der zu den berühmtesten Athleten der Antike gehörte. Die Erzählung überliefert, dass Milon immer ein Kalb auf seinen Schultern zur Weide getragen habe. Dies machte er für lange Zeit. Natürlich wuchs das Kalb stetig, bis es ein statt-licher Stier war. Immer noch trug Milon das Tier zur Weide. Durch die Gewichtzunahme des Tieres wurde die Herausforderung für Milon immer größer. Dies bedeutete, dass seine Muskeln immer stärker werden muss-ten – ein tolles Beispiel für das Trainingsprinzip der progressiven Belas-tungssteigerung.

Fragen Sie sich immer wieder: Wage ich mich wirklich fortlaufend an grö-ßere Herausforderungen?

Prinzip 5: Belastungsvariation

Gleichartige Trainingsreize über einen längeren Zeitraum führen zu Sta-gnation. Durch Veränderung der Belastungsreize können Sie dies verhin-dern.
Variieren Sie Ihr Training: Wenn Sie Läufer sind, gehen Sie auch Radfah-ren oder Schwimmen. Wenn Sie Krafttraining absolvieren, ändern Sie auch mal Ihr Trainingssystem, machen Sie z. B. sehr langsame Wiederholungen mit sehr schwerem Gewicht und dafür weniger Wiederholungen oder ein Muskeltraining im Outdoor-Fitness-Parcour.

Damit sorgen Sie für eine Unterbrechung der Belastungsmonotonie und verursachen ungewohnte Belastungsreize, die zu neuen Anpassungen füh-ren. Das ist nicht nur für Ihre Physis wichtig; auch Ihre Psyche wird sich über eine Abwechslung freuen, was Ihre Motivation ebenfalls fördert.

Prinzip 6: Periodisierung und Zyklisierung

Dieses Trainingsprinzip besagt, dass Sie nicht ständig Vollgas geben kön-nen. Auch im Spitzensport gibt es Phasen der Wettkampfvorbereitung, Pla-teau-Phasen zur Stabilisierung und Erholungsphasen.

Prinzip 7: Individualisierung und Altersgemäßheit

Dieses Prinzip verlangt, dass Sie Ihre Belastungen und Herausforderun-gen Ihrem Alter und Ihrer Persönlichkeit anpassen. Ein 15-jähriger oder ein 80-jähriger Mensch haben andere Vorraussetzungen für sportliches Training.

Kurz und knapp:

- Effektiv ist: Vier Stunden pro Woche Sport treiben und sich anschließend 164 Stunden gut fühlen.

- Betreiben Sie Sport – Bewegung ist zu wenig!

- Achten Sie auf den trainingswirksamen Reiz!

- Trainieren Sie regelmäßig: Wiederholung ist die Mutter des Erfolges.

- Erhöhen Sie die Herausforderungen!

- Achten Sie auf die Balance von Belastung und Erholung!

Die Superkompensation

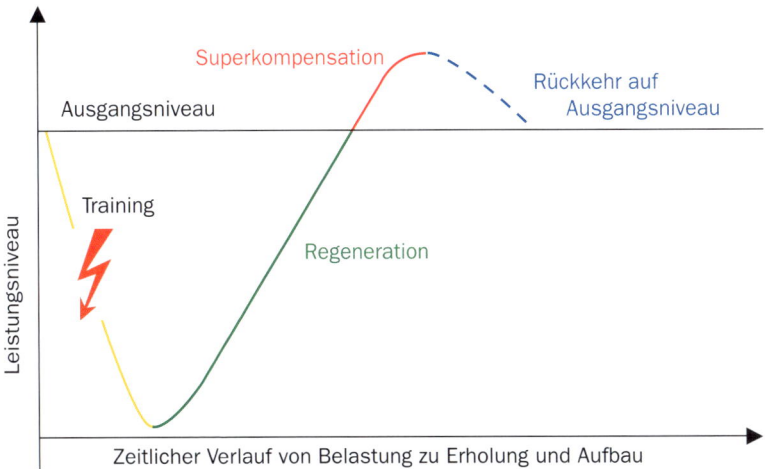

Zeitlicher Verlauf von Belastung zu Erholung und Aufbau

Diese Abbildung erklärt das wichtige Modell der Superkompensation. Lassen Sie sich von dem kompliziert klingenden Ausdruck nicht verwirren. Dieser Vorgang beschreibt lediglich, was passieren muss, um Ihre Leistung auf ein höheres Niveau zu heben.

Beispiele für gewünschte Superkompensation:

· Muskelaufbau
· Konditionsverbesserung

Beginnend auf dem Ausgangsniveau (schwarze Linie) starten Sie Ihr Training. Nun erfolgt ein intensiver Trainingsreiz (gelbe Linie). Ihr Körper wird während des einzelnen Trainings nicht stärker – mit jeder erbrachten Leistung fahren Sie zuerst einmal in den „Keller".
Nun ist Ihr Training zu Ende, und Ihr Körper kommt in die Regenerationsphase (grüne Linie). Wie schnell diese Erholung vonstatten geht, ist abhängig von mehreren Faktoren wie:

· Intensität des vorangegangenen Trainings
· Schlaf
· Ernährung
· Stress
· Mentale Stärke

Ist die Regeneration abgeschlossen UND haben Sie zuvor einen trainingswirksamen Reiz gesetzt, kommen Sie nun in die angestrebte Phase (rote Linie). Jetzt verbessert sich Ihr Körper. Ihre Muskeln wachsen, und Ihre Kondition steigt. Das bedeutet, die Anpassungsprozesse (Adaption) finden statt – das mit dem Training angestrebte Ziel stellt sich ein!

Optimalerweise kommt nun, am höchsten Punkt dieser Superkompensation, der nächste Trainingsreiz. Jetzt müssen Sie erneut trainieren, sonst geraten Sie in die Phase „Blau".
Ihr Körper macht nur das, was er machen muss. Fordern Sie Ihre aufgebauten Muskeln nicht mehr, kehrt er auf das Ausgangsniveau zurück, und Ihr Training war gewissermaßen umsonst, Sie befinden sich wieder auf dem Leistungsniveau vor dem ersten Training...

Während des jeweiligen Trainings werden Sie schwächer, Sie verbrauchen Energie und Ihre Leistungsfähigkeit sinkt mit zunehmender Trainingsdauer. Ihr Körper verliert Wasser, Vitamine, Mineralstoffe, Kohlenhydrate und Muskelprotein. Je härter Sie trainieren, umso größer ist der Abbau von Energiereserven und somit die Störung des Gleichgewichtszustands. Es kommt zu Leistungseinbußen und zur Ermüdung Ihres Organismus.

In der Regenerationsphase nach dem Training erreichen Sie zunächst das Ausgangsenergielevel. Diese Phase können Sie mit Ihrem Lebensstil entscheidend beeinflussen. Gesunde Ernährung, ausreichend Schlaf und wenig Stress fördern die Erholung Ihres Körpers.

Entscheidend für den Trainingserfolg ist jedoch die anschließende Phase – die Superkompensation. Das ist die Überschreitung des Ausgangsniveaus (= Verbesserung, Erfolg). Ihr Körper wappnet sich gegen einen erneuten starken Reiz, das heißt z. B. durch den Aufbau von Muskulatur für ein zukünftiges schweres Training. Trainieren Sie mit trainingswirksamen Reizen, so führt dies zu einer Muskelquerschnittsvergrößerung, basierend auf dem Dickenwachstum der Muskelfaser (= Hypertrophie).

Nur durch die regelmäßige Stimulierung des Organismus durch überschwellige Trainingsreize wird ein Anpassungseffekt, zum Beispiel Muskelwachstum, erzielt. Ist der trainingswirksame Reiz einmaliger Natur, pendelt sich der Organismus wieder auf das Ausgangsniveau ein (siehe Abbildung Seite 87).

Idealerweise sollte auf dem Höhepunkt der Superkompensation der erneute Trainingsreiz erfolgen, der von der Intensität her mindestens so stark sein sollte wie der vorangegangene. Zu kurze oder zu lange Pausen zwischen den Trainingseinheiten wirken sich negativ auf die Fortschritte aus (siehe Abbildungen auf Seite 90 + 91). Da die verschiedenen biologischen Funktionssysteme in ihrem Zeitraum der Anpassung sehr verschieden sind, ist eine optimale Intervallbestimmung kaum möglich. Hierzu kann auf Erfahrungswerte (siehe folgende Tabelle) gebaut werden.

Leistungsstufe	Regenerationszeit zwischen den Trainingseinheiten
Anfänger	48 – 72 Stunden
Fortgeschrittener	24 – 48 Stunden
Leistungs- und Hochleistungssportler	12 – 24 Stunden

Wie schnell Sie sich erholen und bereit zu einem erneuten erfolgreichen Training sind, hängt zum einen von der Intensität und Dauer der Trainingsbelastung und zum anderen von Ihrem Trainingszustand ab. Die Erholungsphase (und Superkompensationsphase) können Sie durch optimale Nährstoffzufuhr, regenerative Maßnahmen (Massagen, Sauna) etc. beschleunigen und unterstützen. Hier gibt es große individuelle Unterschiede.
Beispiel der Superkompensation beim Muskelaufbau-Training, z.B. Bodybuilding. In diesem Fall wird der Regeneration und der Superkompensation ausreichend Zeit gegeben. Die Superkompensation ist hier gleichzusetzen mit dem Muskelwachstum. Das Ausgangsniveau erhöht sich somit stetig vor jeder weiteren Belastung.

Viel hilft viel – Fehlanzeige!

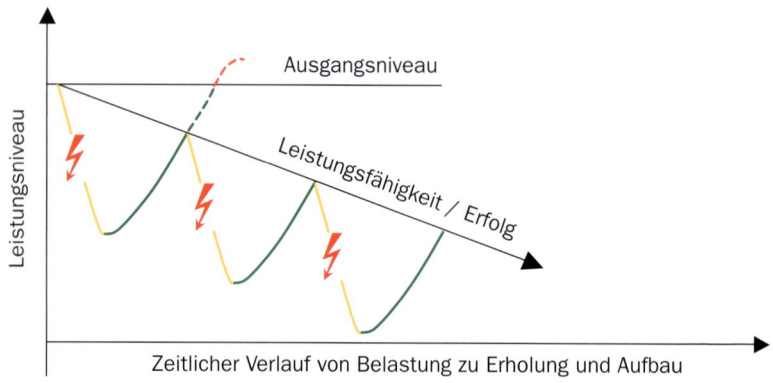

Dieses Beispiel zeigt, was passiert, wenn der Erholungsphase zu wenig Beachtung geschenkt wird. Ihr Körper hat noch nicht einmal die Regenerationsphase (Grün) abgeschlossen – geschweige, den Superkompensationsbereich erreicht –, wird schon wieder trainiert. Mit jedem weiteren Trainingsreiz schwächen Sie Ihr System und die Leistungsfähigkeit fährt buchstäblich in den Keller…

Gründe dafür sind oft (anfänglicher) Enthusiasmus. Voll motiviert beschließen Menschen nun etwas gegen den körperlichen Verfall zu unternehmen. So weit, so gut.
Dieser Tatendrang führt häufig dazu, dass jeden Tag trainiert wird, nach dem Motto „Je mehr, desto besser". Diese Theorie funktioniert im Sport definitiv nicht – das kann ich Ihnen aus eigener Erfahrung bestätigen.

Ein anderer Grund dieses Negativ-Szenarios kann in einer unzureichenden Aufmerksamkeit für die Erholung liegen. Der Körper bekommt zu wenig Zeit, um sich vom Trainings-Stress zu erholen, geschweige denn Zeit, um sein System anzupassen. Dadurch kommt es nicht zur gewünschten Superkompensation und somit nicht zum ersehnten Erfolg.

Die Folge ist, dass das Ausgangsniveau vor jedem Training weiter sinkt. Mit jedem weiteren Training wird der Organismus geschwächt und die Leistungsfähigkeit nimmt ab.

Regelmäßig bedeutet nicht: einmal im Monat

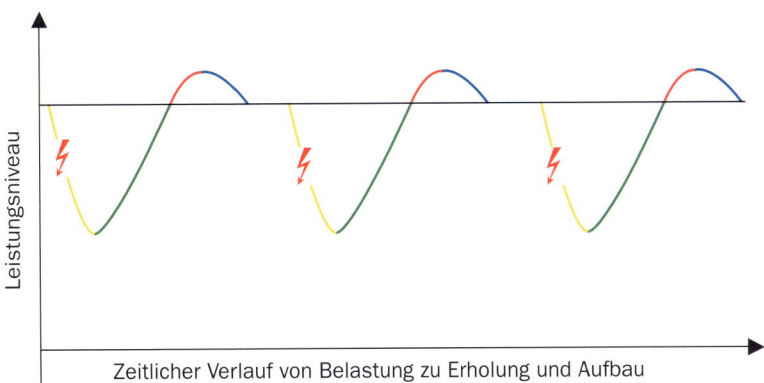

Leistungsniveau

Zeitlicher Verlauf von Belastung zu Erholung und Aufbau

Diese Abbildung zeigt die Wichtigkeit des Trainingsprinzips, das auf Wiederholung und Kontinuität aufbaut.
Sie setzen einen guten Trainingsreiz (Gelb). Auch Ihrer körperlichen Erholung (Grün) geben Sie ausreichend Zeit. Nach vollständiger Erholung kommt es zur angestrebten Verbesserung (Superkompensation). So weit passt alles.

Leider wird hier das Trainingsprinzip der Kontinuität vernachlässigt. Wenn die Trainingsreize zu weit auseinander liegen, kehrt Ihr Körper jedesmal wieder auf sein Ausgangslevel zurück. Nach dem Motto *Use it or lose it* gibt er z. B. die aufgebauten Muskeln wieder ab (blaue Linie).

Regelmäßigkeit bedeutet im sportlichen Sinne eben etwas anderes als beispielsweise für Weihnachten: Auch dieses Fest ist regelmäßig, allerdings in einem – für das Training – unbrauchbaren Intervall.

Wenn also Ihr Trainingsintervall zu groß ist, werden Sie langfristig keine Fortschritte erzielen. Natürlich ist es besser, unregelmäßig Sport zu treiben als gar nicht. Aus Erfahrung weiß ich jedoch, dass die meisten Menschen besser werden wollen. Dies bedingt, dass Sie sich an gewisse Grundregeln halten müssen.

Anhaltspunkt:
· Alle zwei bis drei Tage Krafttraining
· Ausdauertraining alle ein bis zwei Tage (je nach Intensität)

Die Lösung: Training – Pause – Training

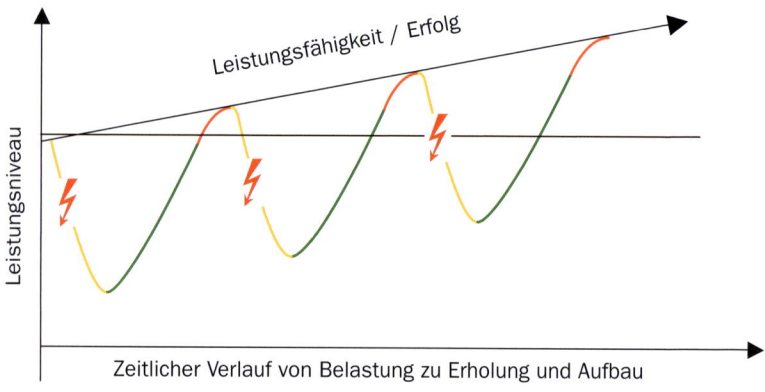

Diese Abbildung zeigt den optimalen Verlauf von Belastung und Erholung. Nach dem trainingswirksamen Reiz (Gelb) bekommt Ihr Körper ausreichend Zeit, um sich zu erholen (Grün) und anschließend seine Systeme anzupassen (Rot). Am höchsten Punkt der Superkompensation erfolgt der nächste Trainingsreiz, was zu neuen Anpassungsprozessen führt. Fortwährend heben Sie Ihren Körper so auf ein höheres Leistungsniveau. Sie werden stärker, haben bessere Kondition oder größere Muskeln – je nachdem, was Ihr Trainingsziel war.

Fazit: Viel bringt nicht immer viel. Je härter Sie trainieren, desto mehr Erholung müssen Sie sich gönnen. Beim Krafttraining sind das erfahrungsgemäß etwa zwei bis drei Tage zwischen den einzelnen Trainings. Beim Ausdauertraining mit niedriger Intensität ist dies deutlich weniger. Hier können Sie mitunter täglich trainieren. Voraussetzung ist, dass Sie die Belastungen kontrolliert (mit Pulsmesser) ausführen.

„Sie müssen nicht viel trainieren –
Sie müssen richtig trainieren!"

Welche Sportart ist die richtige für mich?

Vornab: Das Wichtigste ist, dass Sie sich bewegen! Verlieren Sie sich nicht im Detail. Zu oft treffe ich auf Personen, die nichts „falsch" machen möchten und somit lieber gar nichts tun. Natürlich macht es Sinn, im richtigen Pulsbereich zu trainieren. Natürlich macht eine gute Trainingsplanung Sinn. Doch der beste Trainingsplan und die perfekt bestimmte Trainingsherzfrequenz bringen Ihnen nichts, wenn Sie nichts TUN. Im Folgenden einige Überlegungen zu den einzelnen Sportarten aus meiner Erfahrung:

Laufen

Für mich ist Laufen eine der besten Möglichkeiten, um Ausdauer zu trainieren. Warum? Sie ziehen Ihre Sportkleidung an, schnüren Ihre Laufschuhe, starten den Pulsmesser und los geht's. Ab sofort läuft Ihre Trainingszeit und Sie befinden sich im Veränderungsprozess. Nach 60 Minuten sind Sie wieder zuhause und haben einen effektiven Trainingsreiz gesetzt. Besonders das Thema Zeit ist für viele Menschen eine sehr einschränkende Größe für ihre Fitness. Somit ist die Wahl zeitsparender Trainingsmöglichkeiten die beste umsetzbare Lösung. Hat man erstmal die positiven Effekte des Sports erfahren, werden zumeist auch größere Zeitfenster für sportliche Betätigung bereit gestellt.

Oft werde ich gefragt: „Was sind die besten Laufschuhe, was ist die beste Bekleidung, welcher Pulsmesser ist der beste...?" Meine Philosophie: Ihr Erfolg ist vom TUN abhängig, nicht von teurer Ausrüstung. Um erfolgreich zu werden, können Sie auch in Ihrer Baumwoll-Trainingshose laufen, wenngleich Funktionswäsche natürlich wesentlich angenehmer ist und bei bestimmter Witterung auch mehr Schutz vor Auskühlung bietet. Wozu ich Ihnen unbedingt rate, sind hochwertige Laufschuhe. Die alten Turnschuhe aus dem Schuhschrank sind definitiv die falsche Wahl. Sobald Sie joggen, entsteht bei jedem Schritt eine Flugphase. Beim anschließenden Auftreten muss ein Bein nun Ihr ganzes Körpergewicht mit dem Schwung abfedern. In Zahlen bedeutet dies, dass Sie nach der Flugphase bis zum Vierfachen Ihres Körpergewichts mit Ihren Gelenken abfedern müssen. Somit wird klar, dass eine gute Dämpfung Ihren passiven Bewegungsapparat stark unterstützen kann. Sparen Sie nicht an einem hochwertigen Laufschuh – diese Ersparnis kann Sie teuer zu stehen kommen. Sie werden langfristig mit Ihrer Gesundheit bezahlen.

Nordic Walking

Modeerscheinung oder nicht, richtig ausgeführt ist Nordic Walking eine hervorragende Möglichkeit, Ihre Ausdauer zu trainieren. Ob dies nur ein Trend ist oder nicht, ist für mich persönlich nicht wichtig. Fakt ist, dass diese Sportart viele Laufmuffel dazu animiert, rauszugehen und sich zu bewegen – Zweck erfüllt! Natürlich bin ich von der Technik des „Stöckeschleifens" oder des „Teer-kratzens" auch nicht begeistert.

Ich rate den Walkern, einen Nordic-Walking-Kurs zu besuchen. Hier wird die richtige Technik vermittelt, was optimale Resultate bringt. Wenn Sie die Stöcke nicht sachgemäss bewegen, kann dies sogar kontraproduktiv sein. Investieren Sie ein paar Euro und einige Stunden in eine professionelle Anleitung. Somit haben Sie den größten Nutzen und mehr Spaß im Training.

Krafttraining

Das ist meine Spezialdisziplin, die ich seit 20 Jahren ausübe. Gleich zu Beginn: Sie müssen nicht zwangsläufig in einem Fitnesscenter Ihre Muskeln fordern. Ihre Muskeln reagieren auf den Trainingsreiz, nicht auf die räumliche Umgebung. Wo Sie Ihren Körper fordern, ist Ihrem Körper egal. Ob Training zu Hause oder in der „Muckibude" – Sie müssen (hart) trainieren.

Vor- und Nachteile aus meiner Erfahrung

Krafttraining zu Hause bietet zeitliche Flexibilität und geringe Kosten, ABER: Im Normalfall haben Sie Ihren Wohnraum gemütlich eingerichtet. Sie verfügen über ein Bett, eine Couch, einen Fernseher, Bücher, eine Badewanne usw.

Jetzt sollen Sie sich in Ihrem „Fitness-Keller" abrackern?! An diesem Punkt tritt meist etwas mächtig in den Vordergrund: der innere Schweinehund. Zu Hause haben Sie tausend Dinge, die angenehmer sind, als intensiv zu trainieren. Und Krafttraining ist intensiv – sofern Sie Erfolge erzielen wollen. Wenn Sie zu den Ausnahmen gehören, die sich langfristig für ein Home-Workout motivieren können – sehr gut! Die Ausrüstung dazu wird Ihre Finanzen nicht allzu stark belasten. Verstellbare Kurzhanteln, ein paar unterschiedliche Gummi-Tubes und ein Springseil kosten in etwa 80 Euro. Einen Erfolg versprechenden Trainingsplan und professionelle Instruktionen lege ich Ihnen sehr ans Herz. Mit diesem Konzept habe ich einige meiner Klienten erfolgreich „in die Freiheit" entlassen.

Vielleicht kennen Sie Menschen, die beim Hausbau gleich einen Fitnessraum mit eingeplant haben. Hier die Rechnung dazu: Bei einer Raumgröße von ca. 20 Quadratmetern und einem Quadratmeter-Preis von ca.

3.000 Euro sind das reine Baukosten von 60.000 Euro. Nun haben Sie einen leeren Raum ohne Fitnessgeräte! Für diesen Betrag können Sie sich viele Jahre exklusivstes Personaltraining leisten – mit positiven Ergebnissen!

Krafttraining im öffentlichen Fitnessstudio

Der Vorteil eines Fitnesscenters ist, dass Sie sich vor Ort zwangsläufig bewegen werden. Ich gebrauche absichtlich das Wort „bewegen", denn „Training" würde beim Großteil der Mitglieder anders aussehen. Doch Bewegung ist immer noch besser, als zu Hause vor dem Fernseher zu sitzen. Kein Mensch würde im öffentlichen Studio auf die Idee kommen, am Boden liegend ein Buch zu lesen. Somit sitzen die Personen schon mal mit dem Buch oder der Zeitschrift auf dem Fahrrad-Ergometer, auch wenn die Trittfrequenz eher an Therapie erinnert.

Die Auswahl der Geräte ist groß und meist sind sie auf dem neuesten Stand der Technik. ABER: Was nützt Ihnen ein Formel-1-Auto wenn Sie nicht wissen, wie Sie es bedienen müssen?

Die Betreuungs-Intensität in Studios ist systembedingt beschränkt. Mit dem Mitgliedsbeitrag alleine können Sie keine individuelle persönliche Betreuung erwarten. Ein Großteil der Kunden erwartet günstige Preise. Günstige Preise und höchste Qualität – eine Wunschvorstellung. Aus diesem Grund biete ich ausschließlich individuelles Personaltraining – Qualität vor Quantität!

Aus meiner Sicht sind Fitness-Studios der optimale Ort für Menschen, mit hohem Eigenantrieb/Motivation und entsprechendem Knowhow im Training. Ich selbst bin seit zwei Jahrzehnten Mitglied in unterschiedlichen Fitness-Centern. Für mich ist das der optimale Ort für mein Muskeltraining. Ab einem gewissen sportlichen Niveau wird ein Homeworkout fast unmöglich, da große Trainingsgewichte benötigt werden.

Schwimmen

Zum Thema „Schwimmen und abnehmen" habe ich eine ganz besondere Meinung. Umsetzbarkeit steht für mich bei meiner Arbeit an oberster Stelle. Was nützt Ihnen das beste Konzept, wenn Sie es nicht umsetzen können?

Um erfolgreich Gewicht zu reduzieren, müssen Sie regelmäßige Trainingseinheiten absolvieren. Zeit ist heutzutage das Gut, von dem die meisten Menschen behaupten, sie hätten zu wenig davon. Ganz nebenbei bemerkt: Wahrscheinlich ist Zeit das einzige, was auf unserer Welt gerecht verteilt ist, egal ob in Europa, Afrika oder am Nordpol. Die Frage ist vielmehr: Was fange ich mit meiner kostbaren Zeit an?

Zurück zum Schwimmen. Stellen Sie sich vor, eine Dame entscheidet sich als „Abnehm-Training" für das Schwimmen. Tasche packen – zum Schwimmbad fahren – umziehen – 45 Minuten schwimmen (ist für viele Menschen einen GROSSE Herausforderung!) – duschen – Haare waschen – Haare trocknen – nach Hause fahren: Schon sind drei Stunden vergangen. Wenn dieses Projekt nach der zweiten oder dritten Trainingseinheit eingestellt wird, ist das für mich nur zu verständlich. Sie brauchen fast den halben Tag, um einen Trainingsreiz zu setzen. Dazu kommt, dass der Großteil der „Abnehm-Schwimmer" Brustschwimmer sind. Dieser Schwimmstil ist – speziell für Ihren Nacken und Ihre Lendenwirbelsäule – nicht sehr schonend. Optimal wäre crowlen. Doch mal ehrlich: Welchen übergewichtigen Menschen kennen Sie, der länger als fünf Atemzüge am Stück crowlen kann? Ich beende dieses Thema gerne mit einer Metapher: „Wenn schwimmen schlank macht, frage ich mich, was machen Wale falsch?"

Verstehen Sie mich richtig. Ich bin nicht gegen das Schwimmen. Ich setze mich dafür ein, dass Menschen Ihre Ziele erreichen. Die „Schwimmstrategie" halte ich persönlich einfach für wenig erfolgreich.

Kurz und knapp:

- Halten Sie sich an die Trainingsprinzipien. Sie können die Natur nicht überlisten.

- „Richtige" Trainingseinheit = Belastung + ausreichende Erholung.

- Finden Sie „Ihre" Sportart, mit der Sie Ihr Ziel erreichen können und die gleichzeitig Spaß macht.

- Sport ist wie „Rostschutz" für Ihre Gesundheit.

Krafttraining

Ihre Muskeln arbeiten jeden Tag für Sie! Ich denke, Sie wollen täglich Antrieb, Power, eine gute Figur und eine optimale Fett-Verbrennung?! Dann achten Sie auf Ihre Muskeln! Diese sind Ihre wahren Freunde – ein Leben lang. Ihre Muskulatur entlastet Ihren passiven Bewegungsapparat, z. B. die Wirbelsäule. Gut eingebettet in unzählige kleine Muskeln führt Ihr Rückgrat Sie aufrecht durchs Leben. Ihre Bandscheiben sind hervorragende Stoßdämpfer. Für seitliche Stabilität sind diese jedoch nicht gedacht, hier bilden die vielen Muskeln ein starkes Korsett (vorausgesetzt, sie sind gut trainiert!).

Muskeln sind zudem Ihre wertvollsten Verbrennungsöfen. Wenn Sie effektiv Kalorien verbrennen wollen, wäre ein gut funktionierender Ofen eine tolle Sache. Ihre Muskeln verbrennen 24 Stunden am Tag Kalorien, egal ob Sie gerade joggen, am PC sitzen oder schlafen. Je mehr Muskelmasse sie haben, desto höher die Verbrennung. Zudem geben Muskeln Ihrem Körper Form. Ihre Silhouette wird maßgeblich von Ihrem Gewebe bestimmt. Fett können Sie nicht formen – Muskeln sehr wohl.

Ihre Muskeln sind außerdem Antrieb und Motor. Ein gut trainierter Po sieht nicht nur gut aus, er liefert auch noch den optimalen Vorwärts-Antrieb (schauen Sie sich einmal das Hinterteil eines 100-Meter-Sprinters an!). Vielleicht kennen Sie das: Die Skisaison beginnt. Sie freuen sich auf tolle Abfahrten in frischem Schnee. Wenn jetzt diese Oberschenkel nicht so brennen würden, könnten Sie das Ganze auch noch genießen. Sie haben vielleicht die nötige Ausdauer, um den Skitag atemtechnisch gut zu überstehen, aber die Muskelkraft spielt einfach nicht mit. Mit einem durchdachten Krafttraining, zweimal wöchentlich, gehört diese Situation bald der Vergangenheit an!

Wichtig beim Krafttraining: die Intensität!

Stellen Sie sich bitte zwei Sportler vor, einen Marathonläufer und einen 100-Meter-Sprinter. Wie sehen diese zwei Menschen aus? Der Langstreckenläufer ist schlank. Der Kurzstreckenläufer ist ein wahres Muskelpaket! Nun entscheiden Sie, wie Sie selbst aussehen möchten! Bevorzugen Sie einen muskulösen Körper, müssen Sie kurz und intensiv trainieren. Das bedeutet eine hohe Intensität bei kurzer Trainingsdauer!

Ihr Training ist dann durch maximale Anstrengung gekennzeichnet. Natürlich können Sie diese maximale Leistung nicht lange aufrecht erhalten (darum läuft der 100-Meter-Sprinter eben nur 100 Meter!). Dieser kurze und intensive Reiz ist für den menschlichen Körper das Signal, seine Muskeln wachsen zu lassen!

Oft beobachte ich Menschen mit zu niedriger Trainingsintensität beim Krafttraining. Der Wunsch nach Muskeln und Figurformung bleibt dann meist ein unerreichtes Ziel. Sie müssen sich in kurzen Belastungszeiten richtig engagieren. „Spielen" und „Geräte wärmen" sind vielleicht angenehmer, doch mit Muskelwachstum hat das nichts zu tun. Natürlich weiß ich, dass nicht alle an großen Muskeln interessiert sind. Doch um überhaupt eine morphologische (gewebliche) Veränderung zu erzielen, müssen Sie „Gas geben".

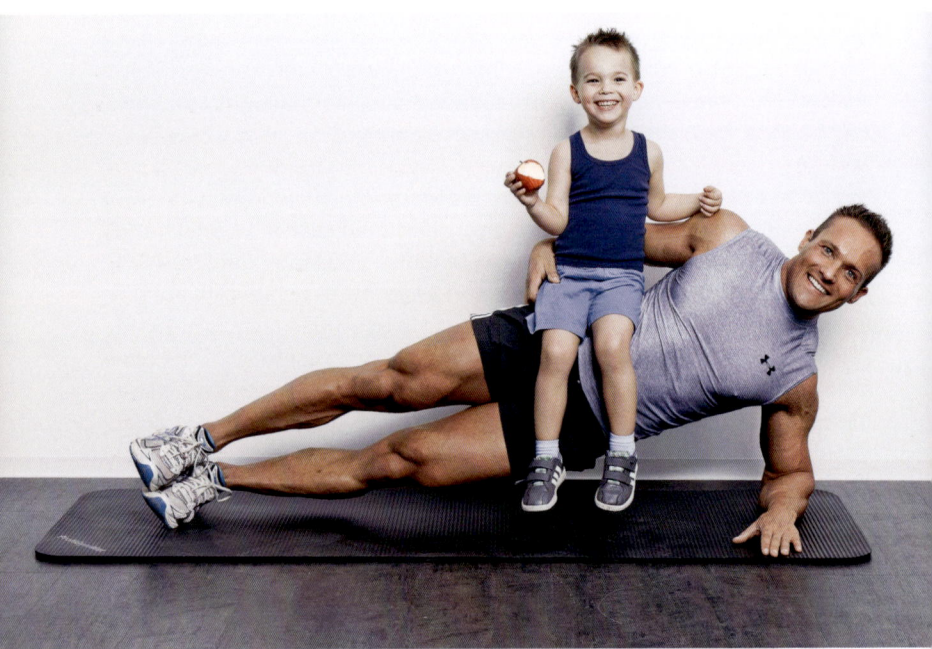

Ein starker Rumpf macht Sie stark im Alltag.

Organisation von Krafttraining

Das effektivste Krafttraining ist aus der Sicht meiner langjährigen persönlichen Erfahrung das Personaltraining. Im Eins-zu-eins-Training haben Sie einen Profi an Ihrer Seite, der weiß, was nötig ist, um Ihre Muskeln zu verändern. Ein weiterer wichtiger Vorteil ist die Motivationshilfe, damit Sie an Ihre „Schmerzgrenze" gehen.

Eine weitere, bereits kurz erwähnte, Variante ist das selbständige Training im Fitnesscenter. Hierbei möchte ich gleich eines vorausschicken: Fitnesscenter sind hervorragende Orte, um seinen Körper zu verbessern! ABER: Sie sollten wissen, was Sie zu tun haben. Eine hohe Fachkompetenz und Selbst-Motivation, sind für mich grundlegende Faktoren, um in Fitnessstudios Erfolg zu haben.
Allzu oft lassen sich motivierte Anfänger von pompösen und modern ausgestatteten Fitnesstempeln beeindrucken, doch die Geräte sind lediglich Hilfsmittel auf dem Weg zu Fitness und Gesundheit. Richtig Gas geben müssen SIE selbst.
Moderne Geräte bergen auch die Gefahr, vor lauter „Gemütlichkeit" den Trainingseffekt zu killen! Sie sitzen dann gemütlich auf Ihrem Liege-Fahrrad, lesen eine Zeitung und vergessen dabei, einen „trainigswirksamen" Reiz zu setzen! Außerdem sind manche modernen Kraftmaschinen sehr lebensfremd, was den Ablauf betrifft. Wenn Sie ausschließlich mit geführten Geräten trainieren, unterfordern Sie Ihre koordinative Leistungsfähigkeit. Wenn Sie beispielsweise Ihre Oberschenkel immer mit einer Beinpresse trainieren, wird Ihre Balance nicht geschult. Bevorzugen Sie hingegen freie Gewichte (Kurz- oder Langhanteln) und machen damit Kniebeugen oder Ausfallschritte, werden Sie rasch spüren, auf was ich hinaus möchte! Die Übungen sind zwar wesentlich anspruchsvoller (und anstrengender), doch der Erfolg wird Sie dafür belohnen! Neben gut trainierten Beinen bekommen Sie einen knackigen Po und koordinative Sicherheit für Ihren Alltag!

Krafttraining für Frauen

Vorweg: Sie brauchen keine Angst vor Riesenmuskeln zu haben! Das hat die Evolution gar nicht vorgesehen. Schon Ihr Hormonsystem ist nicht für Muskelberge geschaffen! Um wirklich große Muskeln aufzubauen, müssen sehr viele Komponenten bestens zusammenspielen. Intensives und regelmäßiges Krafttraining, beste Ernährung und optimale Regeneration – und ganz nebenbei, sehr oft auch Doping.

Selbst für Männer ist es nicht einfach, hochwertige Muskelmasse aufzubauen. Ich trainiere seit 20 Jahren ohne Unterbrechung und weiß um den „Kampf", Qualitäts-Muskulatur aufzubauen!

Ich kann Ihnen intensives Krafttraining nur ans Herz legen. Ausschließlich Muskeln formen Ihre Figur nach Ihren Wünschen.

Durch intensives Krafttraining gewinnen Sie auf breiter Front:
· Sie verbrennen während des Trainings sehr viele Kalorien.
· Der „Nachbrenn-Effekt" hält wesentlich länger als bei Ausdauertraining.
· Mehr Muskelmasse bedeutet mehr Verbrennung – 24 Stunden pro Tag.
· Muskeln bedeuten mehr Leistung und Power.
· Muskeln geben Ihrer Figur die sportliche Silhouette.
· Krafttraining stärkt Ihre Knochen – beste Osteoporose-Prophylaxe.

Ich denke, das sollten ausreichend Gründe (Motive) sein, um auch Krafttraining in Ihr Wohlfühlprogramm zu integrieren!

„Ein kraftvoller schöner Körper hat noch niemandem geschadet."

Krafttraining für ältere Menschen

Meine älteste Klientin war 81 Jahre alt. Ich habe sie durch meine seinerzeitige hauptberufliche Tätigkeit als Notfallsanitäter kennen gelernt. Durch eine Wirbelsäulenoperation ans Bett gefesselt, war das oberste Ziel, ihre Mobilität wiederherzustellen. Nach und nach steigerten wir die Belastungen, bis die betagte Dame wieder selbstständig ihren Haushalt führen konnte. Noch Jahre danach ist sie weiterhin selbstständig und mobil im Alltag.

Körperliche Veränderung ist in jedem Alter möglich. Sicherlich verändern sich die Ansprüche. Während beim 20-Jährigen oft der Leistungsgedanke im Vordergrund steht, kann das Ziel des älteren Menschen sein, sicher im Alltag zurecht zu kommen. Ein lapidarer Knochenbruch kann im Alter das Aus für die eigene Mobilität bedeuten. Nach sechswöchigem Krankenhausaufenthalt sind die Muskeln dann soweit geschwächt (atrophiert), dass zum Gehen keine Kraft mehr bleibt.

Aus meiner Sicht ist die Kombination von Kräftigungs-, Ausdauer- und Koordinationstraining das sinnvollste Konzept für betagte Menschen. Wenn dies noch in einer Gruppe stattfindet – optimal. Denn der – oft vernachlässigte – soziale Austausch ist auch für ältere Menschen immens wichtig.

Muskelquerschnitt

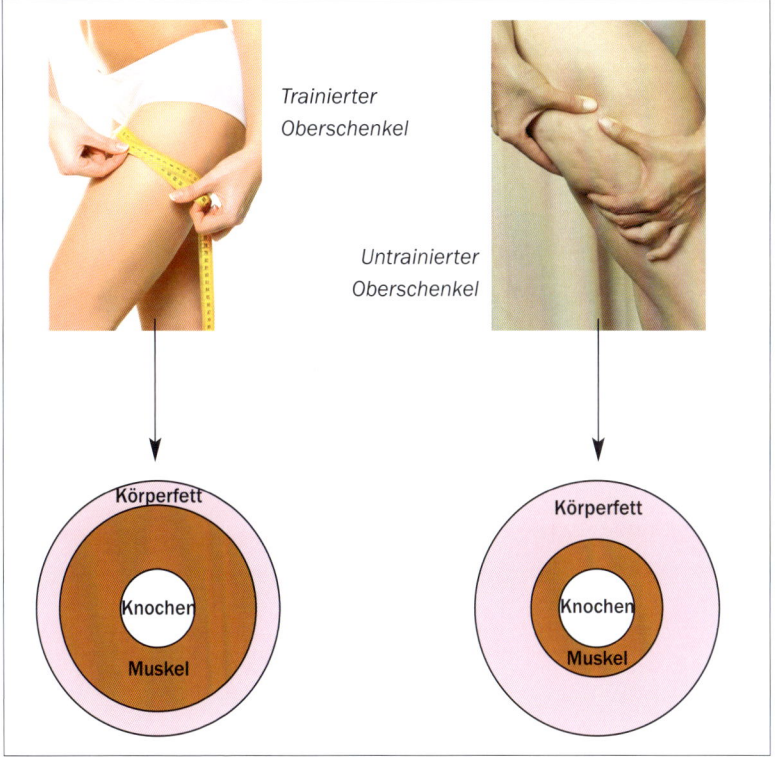

Die beiden Oberschenkel können denselben Umfang haben. Allerdings ist der untrainierte rechte Oberschenkel wesentlich „kuscheliger"! Wollen Sie das?

Sofort-Wirkung?

Sofortwirkung ja, aber nicht zwangsläufig auf der Waage.

Wenn Sie mit dem Training beginnen, ist es möglich, dass die unerwünschten Kilos nicht sofort purzeln. Warum ist das so?

Durch regelmäßige intensive Belastungen speichert Ihre Muskulatur vermehrt Kohlenhydrate und Eiweiß. Um diese Nährstoffe zu speichern, benötig unser Körper das Vielfache an Wasser. Natürlich ist dieser Vorgang, auch als gesteigertes Körpergewicht, auf der Waage ersichtlich.

Einerseits werden nun Ihre Muskeln größer und damit etwas schwerer. Die Zellen vergrößern sich, was Hypertrophie genannt wird. Auch wenn Sie nach einigen Wochen Training messen, muss nicht zwangsläufig eine Umfangsreduktion stattgefunden haben. Wenn Sie idealerweise im gleichen Zeitraum Körperfett abgebaut haben, sind beispielsweise Ihre Oberschenkel jetzt etwas schlanker als zuvor. Möglich ist aber auch, dass sich der Umfang (noch) nicht verändert hat.

Doch was bringt das sportliche Training überhaupt? Sie werden es spüren: Ihr Gewebe fühlt sich komplett anders an – straff, stark und wohlgeformt!
Die Abbildung auf Seite 101 zeigt sehr gut, warum das so ist. Der Querschnitt zeigt einen gleich dicken Knochen (wobei beim trainierten Menschen die Knochendichte höher ist). Darüber befindet sich der mehr oder eben weniger trainierte Muskel und außen wird alles noch mit wenig oder eben viel Körperfett ummantelt.

Mit gut trainierten Muskeln freuen Sie sich über:
· mehr Leistungsfähigkeit
· eine höhere Knochendichte (Schutz vor Brüchen und Osteoporose)
· schönere Figur/Silhouette
· höheren Kalorienverbrauch 24 Stunden täglich (mehr „Verbrennungsöfen")

TIPP: Machen Sie Krafttraining – Ihre Muskeln werden es lieben. Ihr Gewebe können Sie durch dieses Training maßgeblich verändern!

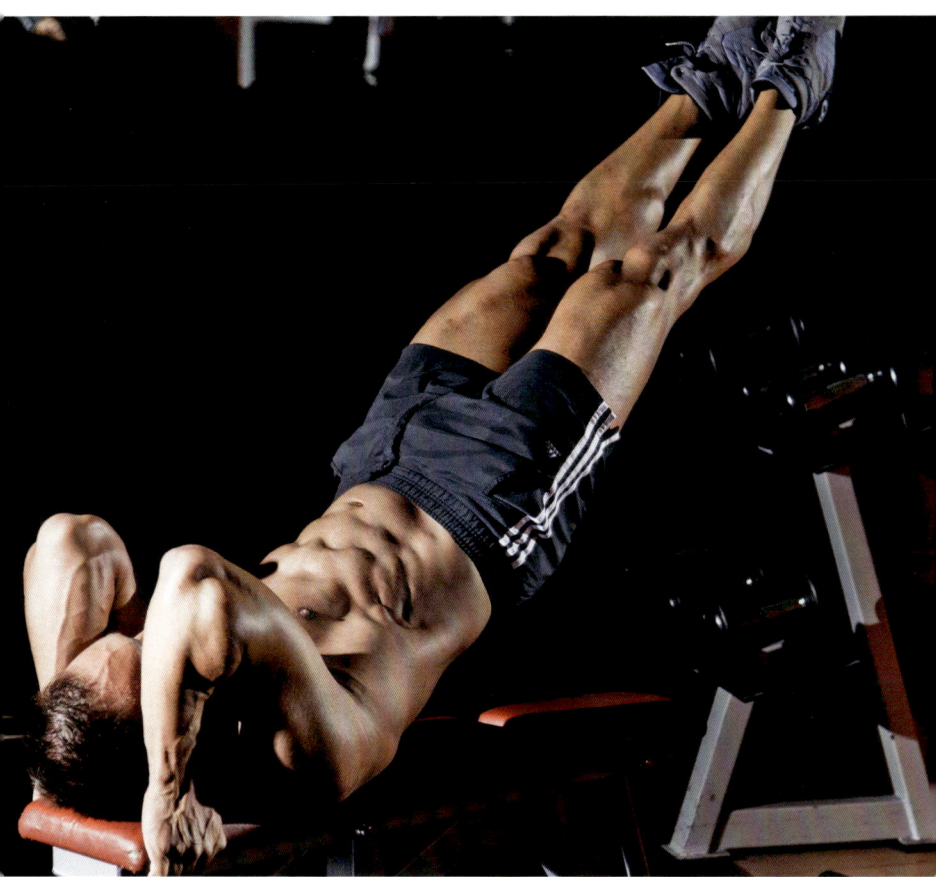

Rückenschmerzen – was ist das?

Viele Fitness- und Ernährungsprogramme propagieren das ultimative System. Für den einen mag es passen, doch viele andere bleiben mit „Universal-Lösungen" auf der Strecke.

Ich biete Personaltraining an, weil ich von individuellen Lösungen überzeugt bin. Jeder Mensch ist eine eigenständige Persönlichkeit, hat seine individuellen Rahmenbedingungen und strebt jeweils eigene Ziele an.

Was ich Ihnen im Krafttraining mit auf den Weg gebe, sind erfolgserprobte Grundübungen des Muskeltrainings. Diese Basics stellen das Fundament eines wirkungsvollen Trainingsplans dar.

Grundübungen sind effektiv und anstrengend. Wenn Sie Ihr Krafttraining als locker und leicht empfinden, sollten Sie skeptisch werden. Es kostet Kraft, Überwindung und reichlich Atem, einen Satz Kniebeugen „bis zum Ende" auszuführen.

Zehn Übungen für ein Ganzkörpertraining

Die Gründe, warum ich diese Übungsauswahl getroffen habe, sind folgende:
- effektive Grundübungen
- in jedem Fitnesscenter (oder Kraftraum) umsetzbar
- freie Gewichte zur zusätzlichen Optimierung Ihrer Koordination
- hoher Kalorienverbrauch durch „herausfordernde Übungen"

Trainingssysteme:

Option 1 – Kreistraining: Ihr Trainingsplan ist so aufgebaut, dass Sie eine Übung nach der anderen absolvieren, um anschließend wieder mit der ersten Übung in die zweite Runde zu starten.
Vorteil: Sie benötigen weniger Pausen zwischen den einzelnen Arbeitssätzen, und, da Sie immer wieder andere Muskeln fordern, kürzere Trainingszeit!

Option 2 – Stationstraining: Sie absolvieren zwei bis drei Durchgänge derselben Übung (mit 45 bis 90 Sekunden Pause dazwischen), bevor Sie zur nächsten Übung wechseln.
Vorteil: Der Trainingsreiz ist hier intensiver, da die Zielmuskulatur in kurzer Zeit, mehrmals hintereinander, stärker gefordert wird.

Trainingsablauf:

Allgemeines Aufwärmen: dient der Erwärmung des Körpers; Muskeln werden mit Nährstoffen und Sauerstoff versorgt; Ihre Gelenke werden durch die Produktion von Gelenksflüssigkeit besser geschmiert und die Knorpelschicht verdickt sich; mentale Vorbereitung auf die „Arbeitssätze".

Spezielles Aufwärmen: Absolvieren Sie bei der ersten Kraftübung einen leichten Aufwärmsatz mit leichtem Gewicht, um Ihre Muskulatur gezielt aufzuwärmen.

Arbeitssätze: Ein „Satz" besteht aus einer bestimmten Anzahl von Wiederholungen. Ich empfehle Ihnen, in diesem System zehn bis maximal zwanzig Wiederholungen zu absolvieren. Danach sollten Ihre Muskeln „platt" sein! Absolvieren Sie pro Übung zwei bis drei Sätze mit zehn bis zwanzig Wiederholungen.

Dehnen und Cool-down: Ob Sie nach der vollbrachten Arbeit erst dehnen oder erst noch fünf bis zehn Minuten locker abwärmen, bleibt Ihnen überlassen. Das Cool-down normalisiert Ihren Kreislauf und unterstützt die einsetzende Regeneration. Dehnen Sie nach dem Training die wichtigsten Muskelpartien mit ein bis zwei statischen Sätzen zu je ca. 45 Sekunden. Das bedeutet, Sie nehmen die Dehnposition langsam ein, bis Sie einen Dehnreiz spüren. Diese Spannung halten Sie anschließend für ca. 45 Sekunden aufrecht.
Sollte Ihnen das Dehnen sehr am Herzen liegen, können Sie z. B. einmal wöchentlich eine separate Dehnungseinheit machen. Hierbei nehmen Sie sich ausführlich Zeit, um Ihren ganzen Körper ausführlich zu dehnen.

Ausfallschritt mit Lang- oder Kurzhanteln

Ausfallschritt ist für mich die beste Übung für einen knackigen Po. Oberschenkel und Gesäß sind hier unter „Strom" und werden bestens gefordert. Zudem schulen Sie Ihr Gleichgewichtsgefühl und verbrennen viele Kalorien.

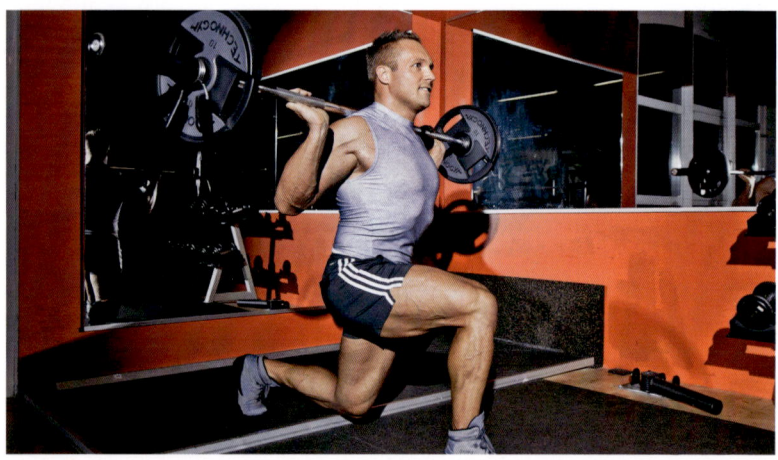

Bankdrücken mit Lang- oder Kurzhanteln

Diese Übung fordert primär Ihre Brust- Schulter- und Trizepsmuskulatur. Langhantelbankdrücken ist eine der klassischen Grundübungen. Mit Kurzhanteln ausgeführt, schulen Sie zudem Ihre Koordination und können einen Dehnreiz am unteren Bewegungsende setzen.

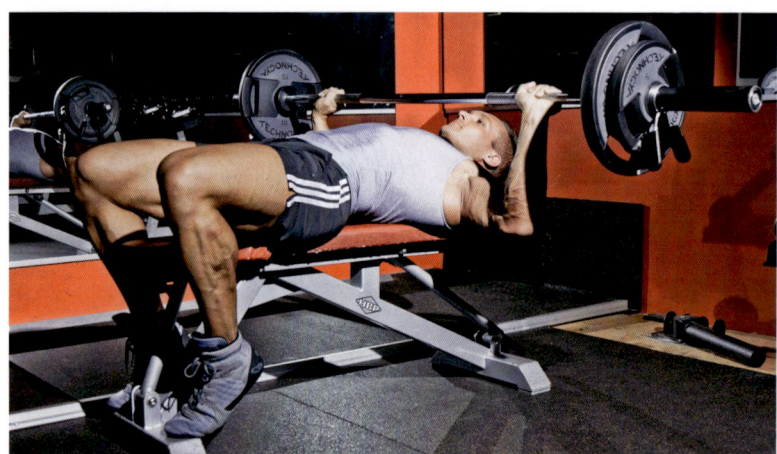

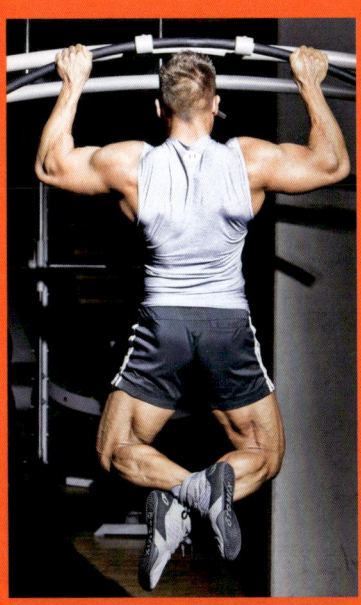

Klimmzüge

Bei Klimmzügen trennt sich die Spreu vom Weizen. Diese herausfordernde Übung entwickelt Ihre Rückenmuskulatur und fordert je nach Griffart Ihre Bizepse.

Eine Alternative im Fitnesscenter bietet die Übung „Lat-Pulldown", bei der Sie das Trainingsgewicht frei einstellen können.

Kniebeugen mit Lang- oder Kurzhanteln

Die Königsübung im Krafttraining trainiert sehr viele Muskelanteile des Körpers. Hauptarbeit leisten Oberschenkel, Gesäßmuskulatur und Rumpfkorsett.

Diese komplexe Übung sollte in keinem ernsthaften Trainingsplan fehlen. Vorteil: Kniebeugen verbrennen sehr viele Kalorien und stärken den ganzen Körper.

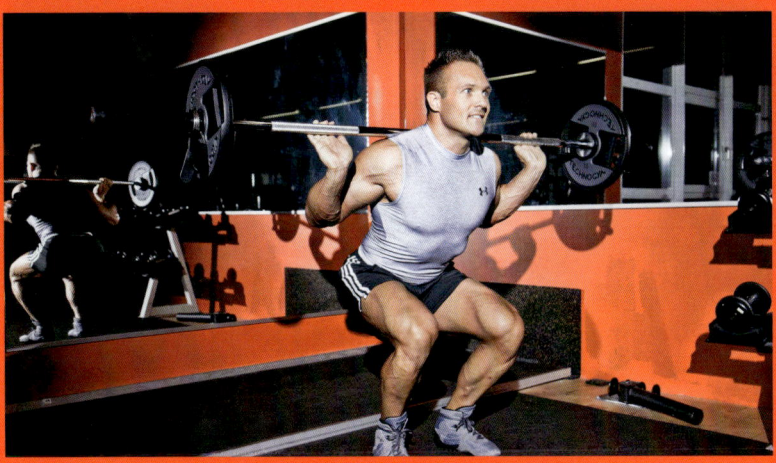

Schrägbankdrücken

Schrägbankdrücken fordert je nach Neigungswinkel der Trainingsbank mehr Ihre Brust- oder Schultermuskeln.

Je steiler die Rückenlehne, desto mehr Belastung wandert zu den Schultern.

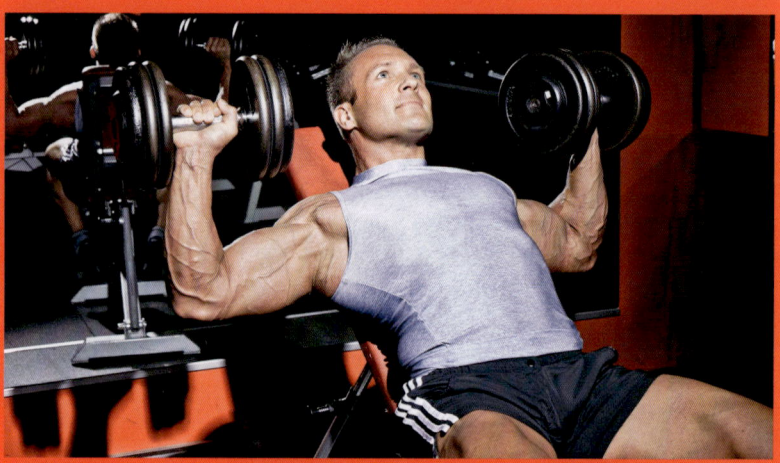

Rudern vorgebeugt mit Lang- oder Kurzhanteln

Mit dieser Übung fördern Sie zeitgleich den oberen und unteren Rücken. Ihre Muskeln im LWS-Bereich stabilisieren Ihren Körper in der Position, während die oberen Rückenmuskeln das Gewicht zum Bauch heben.

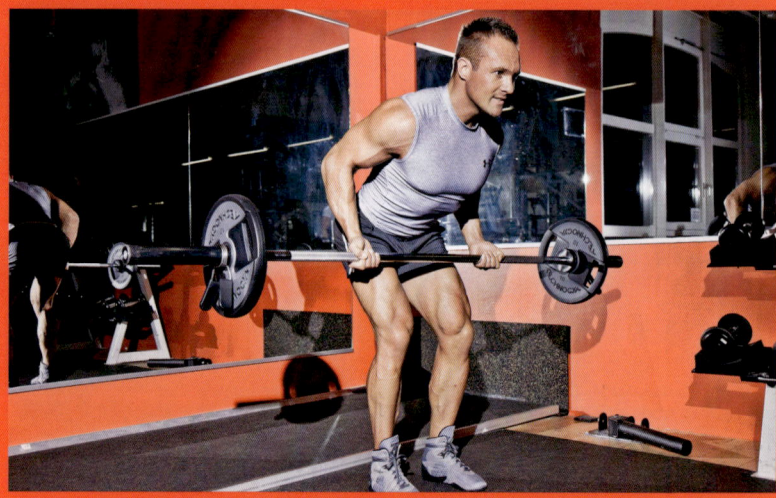

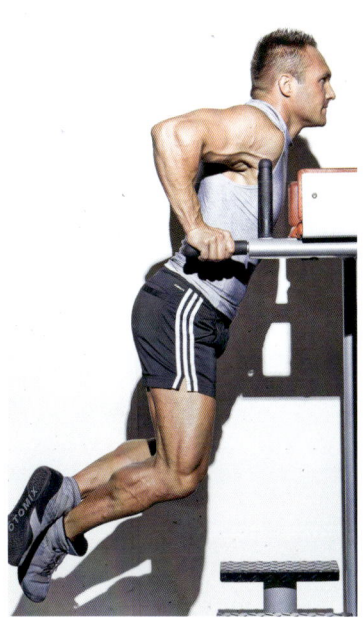

Dips

Diese intensive Übung fordert primär Ihre Trizepsmuskeln und sekundär Ihre Brustmuskulatur.

Sollte die Übung in dieser Ausführung zu schwierig sein, können Sie auch zwei Trainingsbänke parallel stellen und sich dazwischen hochdrücken.

Seitheben mit Kurzhanteln

Ihre Schultern lassen sich in drei Partien einteilen. Vorderer, seitlicher und hinterer Schulterkopf.

Seitheben stärkt primär den seitlichen Teil, was den Schultern ein wohlgeformtes Aussehen beschert.

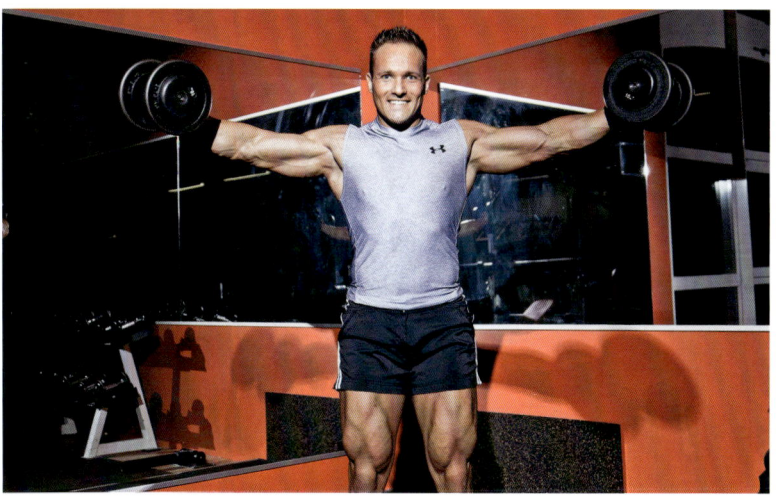

Bizeps-Curls mit Lang- oder Kurzhanteln

Dies ist die Grundübung für Ihre Oberarmbeuger. Mit Kurz- oder Langhanteln ausgeführt, setzen Sie intensive Reize zur Entwicklung Ihres Bizepses. Wenn Sie die Übung stehend machen, stärken Sie zudem Ihre Rumpfmuskulatur.

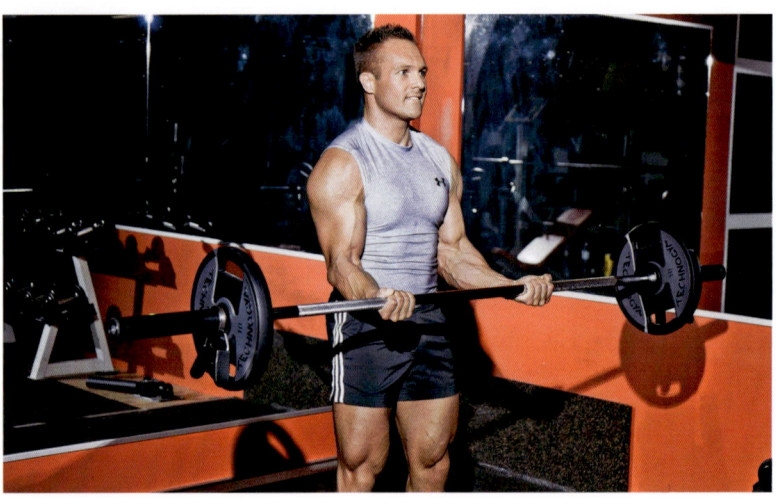

Schulterdrücken mit Lang- oder Kurzhanteln

Schulterdrücken trainiert hauptsächlich den vorderen Teil Ihrer Schultern. Achten Sie darauf, dass Sie kein Hohlkreuz machen.

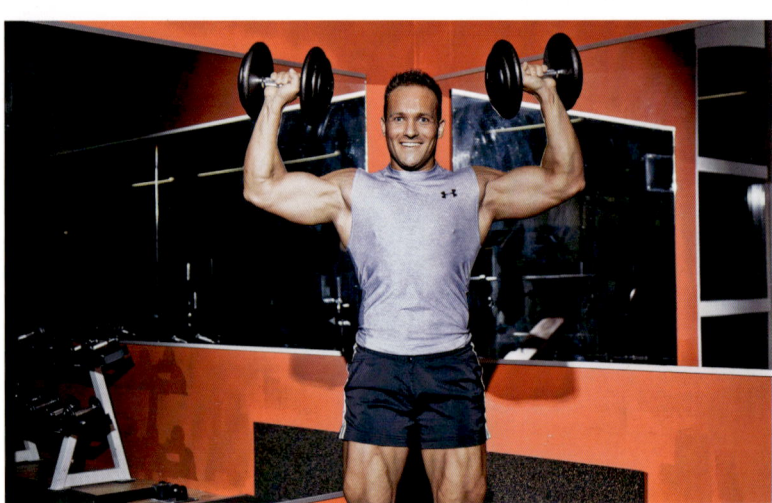

Vier Übungen für starke und eindrucksvolle Bauchmuskeln

Bedenken Sie, dass auch Ihre Bauchmuskeln Zeit zur Erholung brauchen. Sehr viele Menschen berichten mir, dass sie täglich Bauchübungen absolvieren – ohne Erfolg! Das verwundert mich nicht. Warum trainieren sie nicht jeden Tag ihre Beine oder ihre Brustmuskeln?

Auch die Bauchmuskulatur unterliegt dem Prinzip der Superkompensation. Zuerst setzen Sie einen intensiven Trainingsreiz, gefolgt von der Regenerationsphase. Erst wenn diese abgeschlossen ist, kommt die Anpassung (Muskelwachstum). Wenn Sie täglich Ihre Bauchmuskeln quälen, wird der Fortschritt ausbleiben. Trainieren Sie Ihre Mittelpartie so, wie Sie auch andere Muskeln fordern. Am besten einmal pro Woche intensiv, maximal jedoch zweimal wöchentlich!

Mythos: Bauchübungen lassen die Pfunde schmelzen und zwar genau am Bauch. LEIDER NEIN!
Punktuelle Fettverbrennung gibt es nicht! Ihr Körper (Genetik) entscheidet, wo Sie Ihre unliebsamen Pölsterchen verlieren.
Ihr Körperfett verringern Sie primär mit Ausdauertraining und der richtigen Ernährung. Da Bauchmuskeltraining kein Ausdauertraining ist, kommen Sie mit dieser Strategie definitiv nicht zum erhofften Ergebnis.

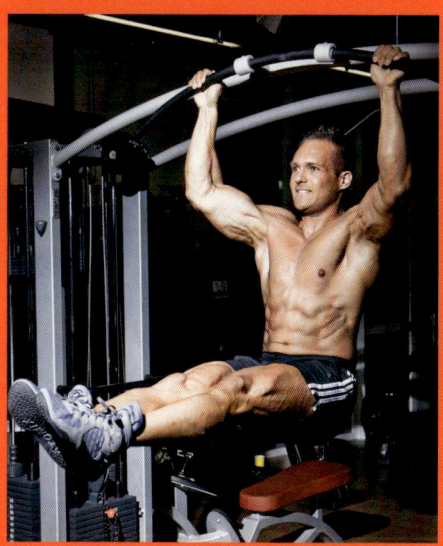

Beinheben hängend
Diese Übung fordert speziell die unteren Bauchmuskeln. Je mehr Sie Ihre Beine ausstrecken, desto intensiver wird die Übung.
Zu Beginn ist es einfacher, die Arme in spezielle Schlaufen zu hängen und die Beine abzuwinkeln.

Unterarmstütz gerade

Diese statische Übung fördert die Entwicklung der gesamten Körperspannung. Von Kopf bis Fuß wird die tief liegende Muskulatur gestärkt. Achten Sie darauf, dass Ihr Körper in einer Flucht gestreckt ist. Diese Übung fordert nicht nur Ihren Körper. Auch Ihre mentale Stärke wird hier auf die Probe gestellt.

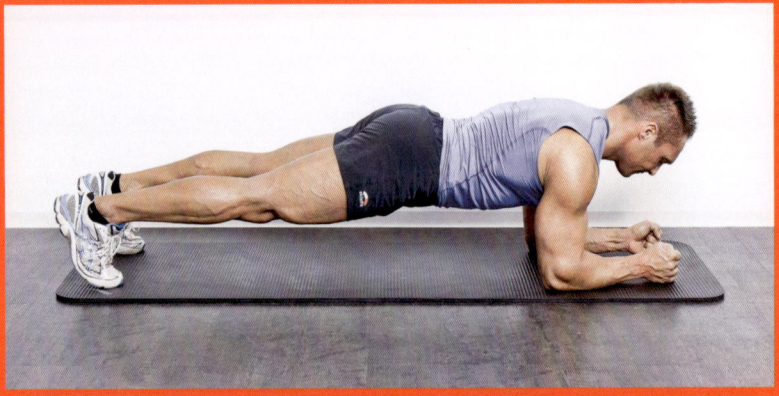

Unterarmstütz seitlich

Speziell Ihre seitliche Bauchmuskulatur erfährt hier den Trainingsreiz. Sie können diese Übung statisch halten oder dynamisch ausführen. Eine Variation ist, dass Sie ein Bein hochnehmen (nichts für schwache Knie!)

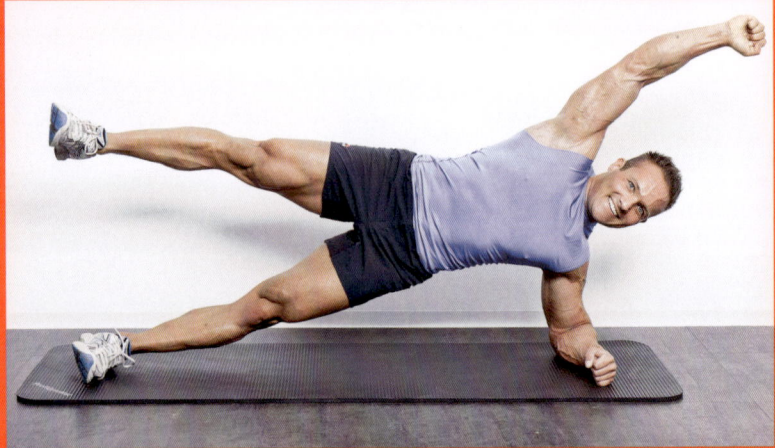

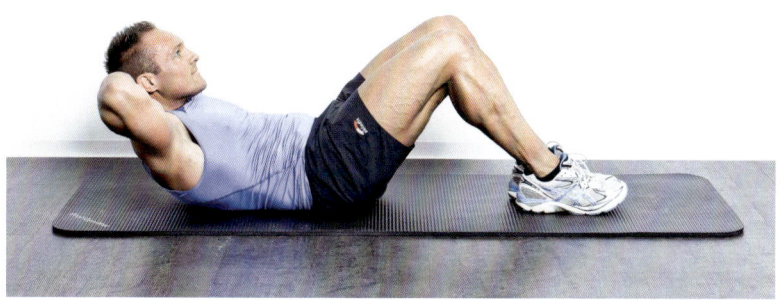

Crunches

Die Standard-Übung für Ihre Bauchmuskeln. Wichtig ist, dass Sie Ihren Oberkörper nur in dem Bereich bewegen, in dem auch Ihre Bauchmuskeln gespannt sind. Zu weites Absenken oder zu starkes Aufsitzen entlastet Ihre Bauchmuskulatur und verringert den Trainingsreiz. Vermeiden Sie, Ihre Füße irgendwo einzuhängen.

Homeworkout

Dieses praxiserprobte Trainingsprogramm bietet Ihnen ein kurzes und knackiges Krafttraining für zu Hause.

Vorteile: Es ist nur ein geringes Equipment erforderlich (zwei verstellbare Kurzhanteln, zwei Gummitubes, ein Springseil).

Nachteile: Zu Hause besteht eine hohe Gefahr für Ablenkungen. Im Normalfall haben Sie Ihren Wohnraum gemütlich eingerichtet, und jetzt sollen Sie sich in Ihrem „Fitness-Keller" abrackern?! An diesem Punkt tritt meist der innere Schweinehund mächtig in den Vordergrund: Zu Hause haben Sie tausend Dinge, die angenehmer sind, als intensiv zu trainieren. Und Krafttraining ist intensiv – sofern Sie Erfolge erzielen wollen. Wenn Sie zu den Ausnahmen gehören, die sich langfristig für ein Homeworkout motivieren können – sehr gut!

Absolvieren Sie dieses Training (neun Übungen + Dehnen) zweimal wöchentlich mit hoher Intensität. Wählen Sie das Trainingsgewicht so, dass Sie in korrekter Ausführung ca. 15 bis 20 Wiederholungen schaffen.

Wenn Sie mit diesem Programm starten, machen Sie jede Übung einmal mit je 15 bis 20 Wiederholungen. Mit fortlaufendem Training können Sie auf zwei intensive Durchgänge steigern.

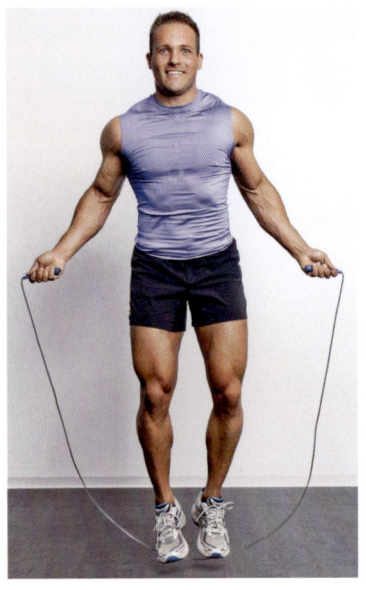

Seilspringen

Nach 10-minütigem allgemeinem Aufwärmen (Fahrrad-Ergometer, Laufband oder einer kurzen Runde Laufen) bringen sie Ihren Kreislauf mit Seilspringen richtig in Schwung, egal welchen Stil Sie springen. Ihr Kreislauf, Ihre Koordination und Ihre Wadenmuskeln profitieren von dieser Kalorien vernichtenden Übung!

Ausfallschritt mit Kurzhanteln

Ausfallschritt ist für mich die beste Übung für einen knackigen Po. Oberschenkel und Gesäß sind hier unter „Strom" und werden bestens gefordert. Zudem schulen Sie Ihr Gleichgewichtsgefühl und verbrennen viele Kalorien.

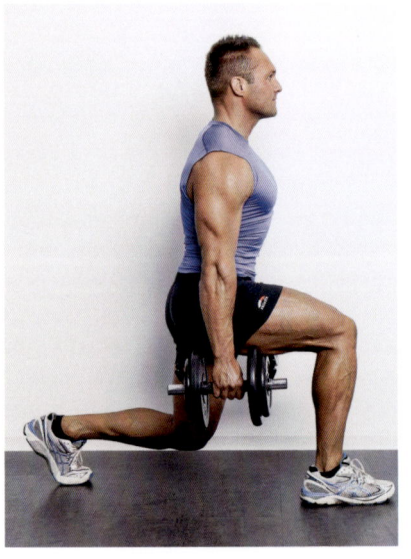

Liegestütze

Diese Übung fordert primär Ihre Brust-, Schulter- und Trizepsmuskulatur.
Gleichzeitig setzen Sie einen Trainingsreiz für Ihre Rumpfmuskulatur.
Erst diese Körperspannung ermöglicht die korrekte Ausführung.

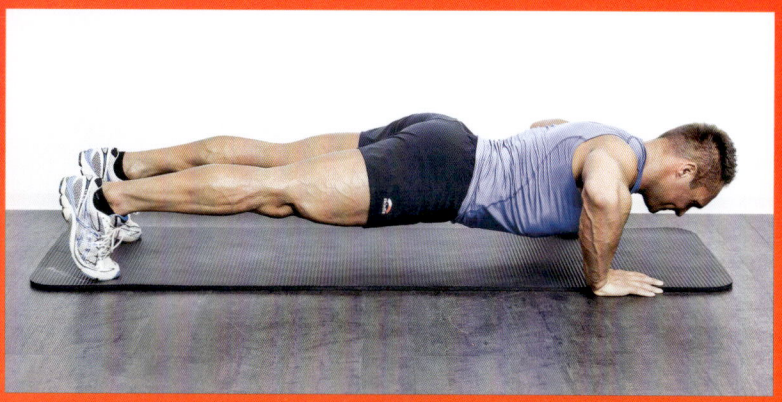

Rudern mit Tubes

Rudern stärkt in erster Linie die Rückseite Ihres Körpers. Die Hauptarbeit
übernimmt Ihr Rücken. Auch Ihre Bizepse arbeiten bei dieser Übung aktiv
mit.

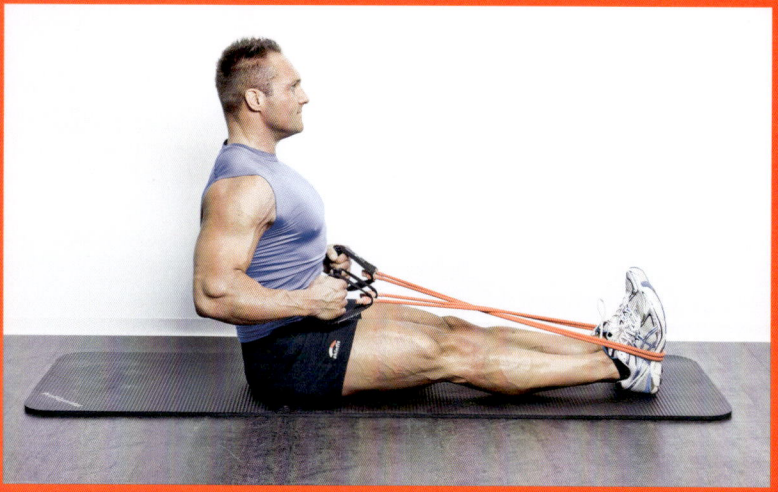

Crunches

Die Standard-Übung für Ihre Bauchmuskeln. Wichtig ist, dass Sie Ihren Oberkörper nur in dem Bereich bewegen, in dem auch Ihre Bauchmuskeln gespannt sind. Zu weites Absenken oder zu starkes Aufsitzen entlastet Ihre Bauchmuskulatur und verringert den Trainingsreiz. Vermeiden Sie, Ihre Füße irgendwo einzuhängen!

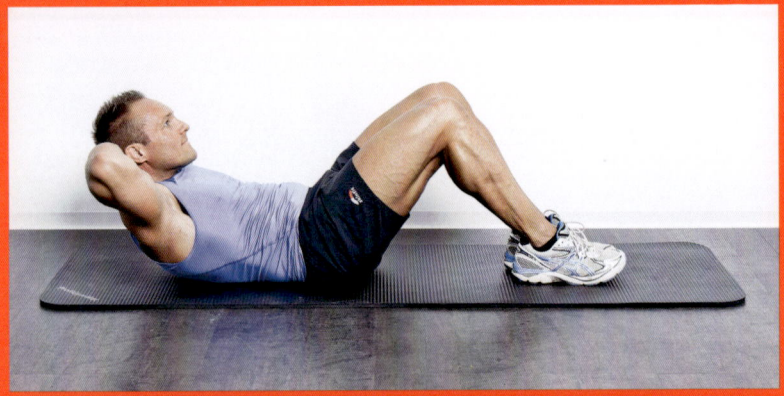

Kniebeugen mit Kurzhanteln

Die Königsübung im Krafttraining trainiert sehr viele Muskelanteile des Körpers. Hauptarbeit leisten Oberschenkel, Gesäßmuskulatur und Rumpfkorsett.

Diese komplexe Übung sollte in keinem ernsthaften Trainingsplan fehlen.

Vorteil: Kniebeugen verbrennen sehr viele Kalorien und stärken den ganzen Körper.

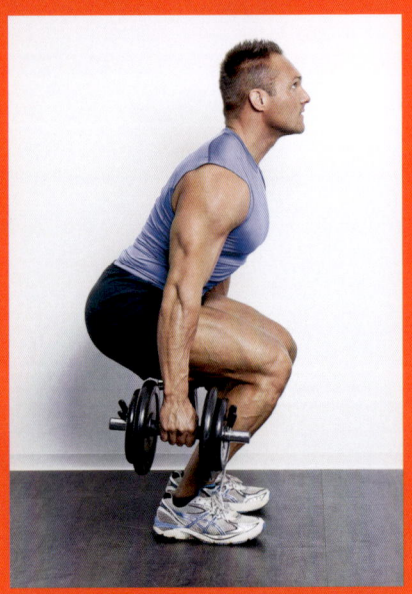

KOMBI: Bizepscurls + Schulterdrücken

Nach den Bizepscurls gehen Sie gleich ins Schulterdrücken über.
Der Verbund dieser zwei Übungen garantiert die Entwicklung Ihrer Oberarmbeuger und Ihrer Schultermuskulatur.

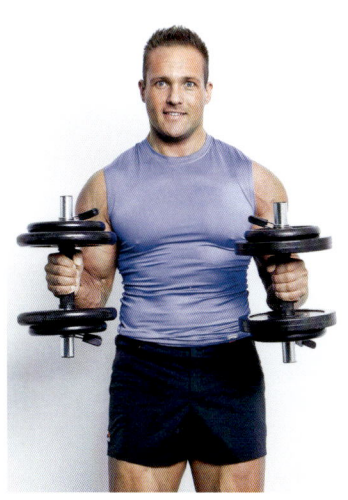 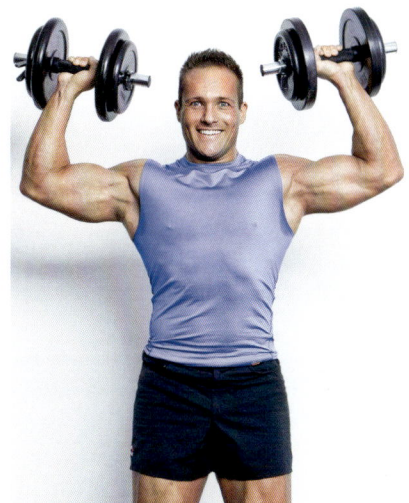

Rudern vorgebeugt mit Kurzhanteln

Mit dieser Übung fördern Sie zeitgleich den oberen und unteren Rücken. Ihre Muskeln im LWS-Bereich stabilisieren Ihren Körper in der Position, während die oberen Rückenmuskeln das Gewicht zum Bauch heben.

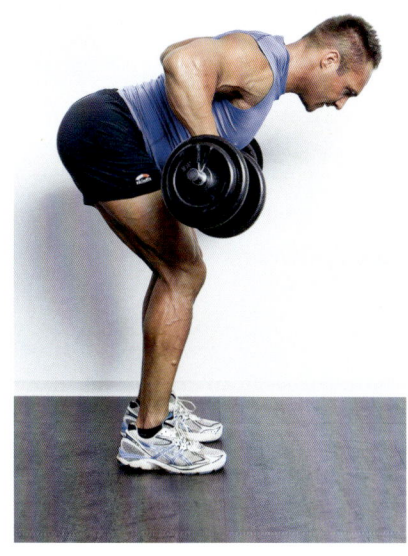

Unterarmstütz gerade

Diese statische Übung fördert die Entwicklung der gesamten Körper-spannung. Von Kopf bis Fuß wird die tiefliegende Muskulatur gestärkt. Achten Sie darauf, dass Ihr Körper in einer Flucht gestreckt ist.

Diese Übung fordert nicht nur Ihren Körper. Auch Ihre mentale Stärke wird hier auf die Probe gestellt.

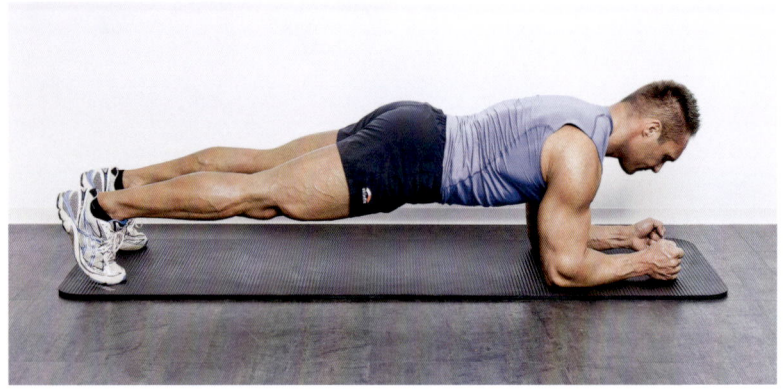

Dehnen

Dehnen Sie nach den Kraftübungen Ihre Muskeln. Halten Sie den Dehn-reiz für jeweils ca. 45 Sekunden aufrecht.

Dehnen gehört zum Training, ersetzt aber nicht die Übungssätze. Die voran-gegangenen Kraftübungen sind entscheidend für Ihren körperlichen Erfolg!

Wochenplanung für effektives Krafttraining

Variante 1: Split-Training (bei drei Trainingseinheiten pro Woche)

Einteilung bei drei Einheiten pro Woche		
Montag	Mittwoch	Freitag
Split 1	Split 2	Split 3
Drückbewegungen		*Zugbewegungen*
Brust	Beine	Rücken
Schulter	Bauch	Bizeps
Trizeps		Nacken

Ein Split-Programm bedeutet, dass Sie Ihren Körper in mehrere Muskelbereiche aufgesplittet trainieren. In diesem Beispiel werden alle Muskeln, die bei Drückbewegungen beteiligt sind, in einem Training gefordert. Wenn Sie beispielsweise an Bankdrücken (oder Liegestütz) denken, arbeiten hier hauptsächlich drei Muskeln:
- Brust
- Schulter
- Trizeps

Ein Vorteil des Splitting-Programms ist, dass die beanspruchten Körperpartien anschließend eine ganze Woche Zeit haben, um sich zu erholen und zu wachsen. Bei den zwei folgenden Split-Trainings in der gleichen Woche werden diese Muskeln nicht belastet, da die weitere Aufteilung in Beine + Bauch und in Zugbewegungen die drückenden Muskeln außen vor lässt.

Variante 2: Ganzkörper-Training (bei zwei Trainingseinheiten pro Woche)

Einteilung bei zwei Einheiten pro Woche	
Montag	Donnerstag
Ganzkörper-Training	Ganzkörper-Training

Mit diesem Programm fordern Sie Ihre komplette Muskulatur zweimal pro Woche. In der Gestaltung eines Ganzköper-Trainings sind die Belastungen auf die einzelnen Muskeln wie Bizeps, Rücken etc. nicht ganz so intensiv wie bei einem Split-Training.

Verglichen mit einem Tanzkurs bedeutet das: Wenn Sie an einem Grundkurs für Standardtänze (= Ganzkörpertraining) teilnehmen, können Sie alle Tänze etwas üben. Buchen Sie hingegen eine Salsakurs (= Splittraining), wird diesem einen Tanz (= ein Muskel) die ganze Aufmerksamkeit gewidmet.

Das System mit zwei Einheiten Ganzkörper-Krafttraining wende ich beim Großteil meiner Klienten an.

Die Gründe dafür sind:
- Die meisten Menschen wollen „alltags-fit" sein und keinen Riesen-Bizeps züchten.
- Neben dem Krafttraining plädiere ich für zusätzliches Ausdauertraining – somit nehmen zwei Kräftigungseinheiten schon ausreichend Zeit pro Woche in Anspruch.
- Die Intensität eines Split-Training ist nicht jedermanns Sache.

Natürlich gibt es noch zahlreiche andere Trainingssysteme im Krafttraining. Das hier erwähnte Ganzkörpertraining und das Split-Training sind zwei Basisvarianten, mit denen Sie sehr gute Erfolge erzielen können. Entscheidend für Ihren Erfolg ist nicht in erster Linie ein mysteriöses und geheimnisvolles Trainingskonzept. Vielmehr hängt Ihr Erfolg davon ab, ob Sie konsequent und ernsthaft trainieren!

Kurz und knapp:

- Krafttraining ist kurz und explosiv!
  Häufigkeit: alle zwei bis drei Tage.

- Krafttraining bis ins hohe Alter. Außer Kindern rate ich jedem zu Krafttraining. Je älter der Mensch, desto rascher der Muskelabbau ohne Training.

- Halten Sie sich an Grundübungen.

- Trainieren Sie den ganzen Körper – nicht nur Brust und Bizeps.

- Je mehr Muskeln Sie haben, desto mehr Kalorien verbrennen Sie jeden Tag.

- Ihre Figur formen Sie durch Muskeln – nicht durch Diäten.

- Für Frauen: keine Angst vor Muskelbergen.

- Muskelkraft bedeutet Energie.

Ausdauertraining

Ausdauertraining bildet neben dem Krafttraining die zweite wichtige Säule in meinem Konzept. Für mich ist die Kombination aus Kraft und Ausdauer die Premiumlösung, die ich auch persönlich seit zwei Jahrzehnten umsetze.

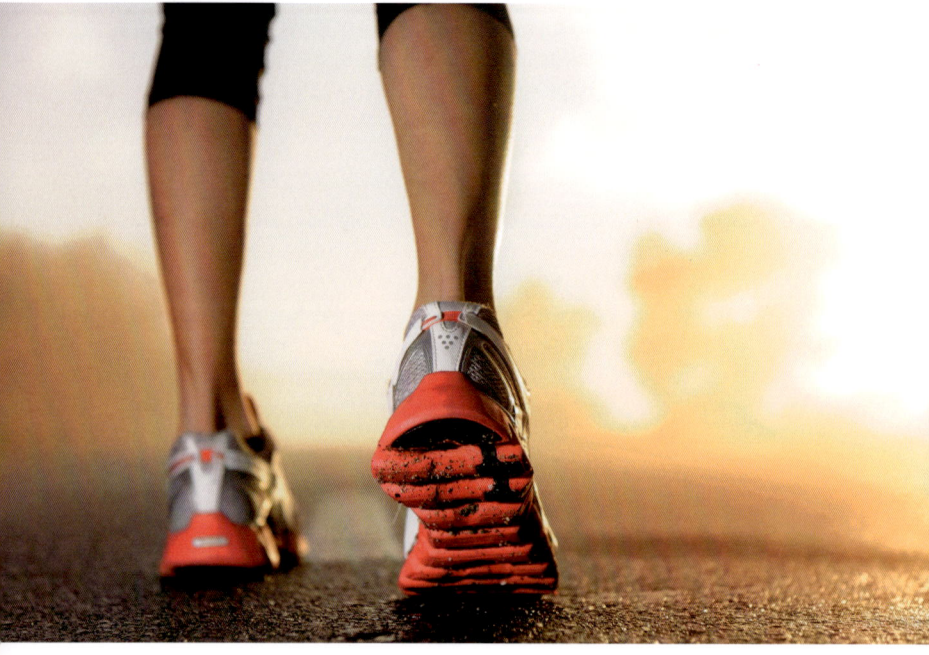

Während beim Krafttraining der Fokus auf Muskelaufbau, Kraftzuwachs und Figurformung liegt, bietet Ihnen Ausdauertraining zusätzliche Vorteile. Im Ausdauertraining sehe ich folgende Chancen:

· Sie steigern Ihre Kondition. Davon profitieren Sie nicht nur beim Sport, sondern auch im Alltag, z. B. beim Treppensteigen.

· Ihr Herz-Kreislauf-System wird gestärkt. Durch richtig ausgeführtes Training verringern Sie Ihren Ruhepuls. Eine Senkung um zehn Schläge pro Minute (was bereits in wenigen Monaten möglich ist) bedeutet, eine Einsparung der Herztätigkeit in Ruhe von 5,3 Millionen Schlägen pro Jahr! Unter Belastung erhöht sich diese Einsparmaßnahme noch deutlich mehr.

- Ihr Immunsystem wird stärker. Moderates Training bringt Ihre Immunabwehr auf Vordermann. Ich denke, weniger krank zu sein, ist eine deutliche Verbesserung Ihrer Lebensqualität.

- Verbesserte Regeneration. Ausdauertraining hat das Potential, Sie schneller wieder fit zu machen. Durch erhöhte Stoffwechselaktivität und Sauerstoffüberschuss (aerobes Training) erholt sich Ihr Körper rascher. Auch Verletzungen heilen schneller.

- Ausdauertraining im richtigen Herzfrequenzbereich macht Ihren Körper zur „Fettverbrennungs-Maschine".

- Stressabbau. Diese Art des Trainings ist auch optimal geeignet, um mental abzuschalten und den Kopf frei zu bekommen. Ausdauertraining im Freien können Sie als natürliches Antidepressivum betrachten.

- Ein großer Vorteil von Ausdauertraining ist, dass Sie es überall und ohne großes Equipement ausführen können. Ihre Laufschuhe und Ihr Pulsmesser finden in jedem Koffer Platz.

Planung

Da Ausdauertraining so einfach klingt, macht sich ein Großteil der Menschen wenig Gedanken um einen Erfolg versprechenden Aufbau des Trainings. Wenn Sie nur frische Luft schnappen wollen – kein Problem, dann ist das auch nicht notwendig. Sind Sie jedoch an körperlichen Erfolgen interessiert, lohnt es sich, zu Beginn ein paar Gedanken auszutauschen.

Ein Beispiel:
Frank Krank ist zu einer Feier eingeladen. Bei der Auswahl der passenden Kleidung bemerkt er, dass der Hosenbund der schicken Hose seinen Bauch in zwei Teile teilt. Während die eine Hälfte in der Hose verschwindet, verdecken die anderen 50 Prozent unschön den schicken Ledergürtel.
Von diesem Erlebnis erschreckt, entschließt sich Frank, seine Laufschuhe zu reaktivieren. Irgendwo im Schuhschrank kramt er seine alten Schuhe (nur gut, dass sich die Schuhgrößen nicht verändern) hervor. Mit dem Auto fährt er zum nächsten Fitnessparcours und los geht's.
Frank gibt ordentlich Gas. Angetrieben von fremden Blicken hat er das Gefühl, immer schneller laufen zu müssen. Unaufgewärmt und untrainiert

wird Frank nach wenigen Metern klar, dass dieses Unterfangen ein schnelles Ende nehmen wird.

Atemnot und Gelenkschmerzen setzen diesem Ausflug nach wenigen Minuten ein jähes Ende. Mit hochrotem Kopf dreht Frank Krank um und steuert auf sein Auto zu. Seine Gedanken: Ich bin einfach kein Läufer!

Diese Geschichte gibt wieder, was ich in meiner Tätigkeit als Personal-Coach oft zu hören bekomme. Natürlich ist kein Sportler vom Himmel gefallen. Sie können nicht erwarten, dass Sie nach Jahren der sportlichen Enthaltsamkeit von heute auf morgen eine Stunde joggen werden – und dass dies auch noch Spaß macht.

Planen Sie Ihren Start zu mehr Leistungsfähigkeit. Definieren Sie Ihr Ziel und machen Sie sich bewusst, wie viel Zeit Sie pro Woche in Ihr Training investieren möchten und können.

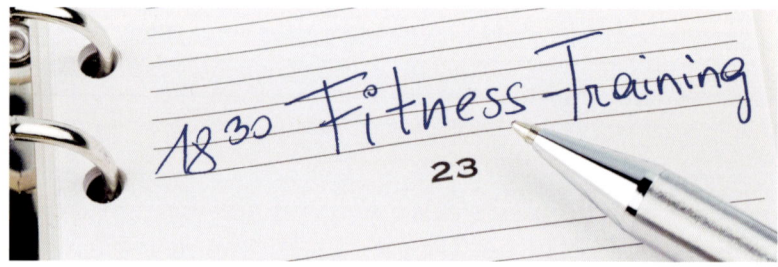

Planen Sie Ihr Training frühzeitig ein!

Schreiben Sie das Ganze auf. Z. B. „Mein Ziel ist es, in sechs Monaten acht Kilometer durchgehend zu joggen. Dabei habe ich noch ausreichend Luft, um mich zu unterhalten."

Dieses Ziel ist klar definiert und messbar. Nun schreiben Sie in Ihren Kalender, wann Sie jede Woche laufen gehen werden. Wenn Sie wenig Zeit haben und auf die Idee kommen, morgens um 5 Uhr 30 Ihr Lauftraining zu planen, frage ich Sie: Ist es realistisch, dass Sie um kurz nach 5 Uhr aufstehen, um zu trainieren? Ich meine, öfters als ein einziges Mal in Ihrer zukünftigen Sportkarriere?

Eine beispielhafte Planung könnte wie folgt aussehen:

Brit Fit hat sich ein klares Ziel gesetzt. Sie möchte in einem Jahr einen Halbmarathon laufen. Nicht um sich mit anderen zu messen – Sie möchte diese Atmosphäre erleben und „gegen sich selbst" laufen.

Brit entschließt sich, dreimal pro Woche laufen zu gehen. Zu Beginn lässt sie sich von einem Experten beraten, wie sie ihr Ziel am effektivsten erreicht. Ausgestattet mit einem Trainingsplan und dem Wissen über die optimale Trainingsintensität (Puls), fühlt Brit die nötige Sicherheit für ihr Vorhaben. Die zukünftige Halbmarathonläuferin besorgt sich noch hochwertige Laufschuhe und einen Pulsmesser. Jetzt kann's los gehen.

Brit Fit startet ihr erstes Ausdauertraining. Ihre Pulsuhr zeigt ständig ihr aktuelles Belastungsniveau. Zu Beginn ist es für Brit völlig ausreichend, zügig zu gehen, um den besten Trainingserfolg zu erzielen. Nach 60 Minuten flotten Gehens kommt die Sportlerin wieder an ihren Ausgangspunkt und fühlt sich pudelwohl. Keine Atemnot, kein hochroter Kopf und auch keine Schmerzen in Beinen oder Rücken. So macht Training Spaß und ebnet den Weg für weitere Sporteinheiten.

Nüchtern laufen

Über den idealen Trainings-Zeitpunkt gibt es viele Ansichten und Empfehlungen. Hier vertrete ich eine klare Meinung: Der beste Zeitpunkt für Ihren Lauf ist jener, den Sie auch wirklich langfristig in Ihren Tagesablauf integrieren können!

Wenn Sie ein absoluter Morgenmuffel sind und denken, nur nüchtern laufen sei wirkungsvoll, wird das zu einer sehr großen mentalen Herausforderung.

Natürlich hat nüchtern laufen einen Vorteil. Aufgrund Ihres tiefen Blutzuckerspiegels morgens wird Ihr Körper schneller auf die Körperfett-Depots zurückgegriffen. Sobald Insulin (Reaktion auf Kohlenhydratzufuhr) in Ihrem Blut zirkuliert, wird Ihre Fettverbrennung gehemmt oder gar gestoppt!

Ich empfehle Ihnen, Ihr Sportprogramm so zu planen, dass Sie sich nicht zu stark „verbiegen" brauchen. Hier ist es ähnlich wie mit Diäten. Sie können eine Zeit lang Dinge essen, die Ihnen nicht wirklich schmecken. Doch schon nach kurzer Zeit haben Sie das satt und kehren zu Altbewährtem zurück.

Wenn Sie morgens gerne etwas länger schlafen und anschließend acht Stunden arbeiten, gehen Sie nach getaner Arbeit zum Sport. Ein lockerer Lauf in der freien Natur nach Feierabend bringt nicht nur Ihre Muskeln und Ihr Herz-Kreislauf-System in Schwung. Auch Ihre Psyche profitiert maximal und Sie können leichter abschalten.

Wenn Sie den maximalen Fettverbrennungseffekt des Ausdauertrainings nutzen wollen, achten Sie darauf, dass Ihre letzte Mahlzeit ein paar Stunden zurück liegt. Sie werden sich einerseits leichter bewegen, andererseits wird durch den tieferen Blutzuckerspiegel mehr Körperfett verbrannt. Wenn Sie morgens nüchtern trainieren, erfüllen Sie diese Vorgabe von selbst – vorausgesetz Sie gehören nicht zu den nächtlichen Kühlschrank-Plünderern.

Ein weiterer positiver Aspekt von frühmorgendlichem Sport ist der, dass Sie Ihren Tag aktiv beginnen. Dies führt unweigerlich dazu, dass Sie das Gefühl haben, bereits etwas Gutes für sich selbst getan zu haben. Dieses Gefühl unterstützt Sie dann auch in der Umstellung auf gesunde Ernährung. Schließlich wollen Sie Ihre morgendliche Fitness-Aktion jetzt nicht mit Fastfood sabotieren.

Und noch ein Punkt, von dem mir sehr viele Klienten berichten: Nach dem morgendlichen Laufen schmeckt das Frühstück besonders gut! Erstaunlicherweise verlangt Ihr Körper dann auch noch gesunde Nährstoffe.

Brit Fit nimmt sich vor, jeden zweiten Morgen zu laufen – nüchtern. Da auch sie gerne morgens etwas länger schläft, weiß sie: Vorbereitung ist alles. Bereits am Vorabend richtet Brit ihre Laufkleidung her. Pulsgurt und Pulsuhr sind ebenso griffbereit wie ihre Laufschuhe. Wenn ihr Wecker am Morgen klingelt, ist für Brit Fit klar: Ich gehe jetzt laufen. Raus aus dem Bett – rein in die Sportklamotten – ein Glas Wasser und los geht's. Die ersten Schritte sind noch etwas steif. Doch nach etwa zehn Minuten erlebt Brit die morgendliche Ruhe und die belebende Durchblutung ihres ganzen Körpers als reine Wohltat.

Pulsmesser – notwendiges Übel?

Frank Krank beschließt, seinen etwas aus der Form geratenen Körper wieder zu aktivieren. Ausgestattet mit Baumwoll-T-Shirt, alten Turnschuhen und natürlich ohne Pulsmesser startet Frank seine Fitness-Mission. Nach wenigen Metern Joggen signalisiert Franks Körper: GAME OVER. Von einem hochroten Kopf deutlich gezeichnet, beendet Frank Krank den Versuch, fitter zu werden. Fazit: Fußschmerzen (alte Schuhe), klatschnass (Baumwoll-T-Shirt) und völlig außer Atem (Überlastung durch fehlende Herzfrequenzmessung)!

Denken Sie, dass solche Erfahrungen prägend sein können? Ja, das sind sie. Wenn Sie dieses Szenario dreimal in Ihrem Leben erfahren haben, kann man leicht zu der Überzeugung kommen: Ich bin halt kein Läufer! Und ich spreche hier von einer Überzeugung. Diese hat eine hohe Gewichtung in Ihrer mentalen Verfassung. Schließlich haben Sie das ja erlebt und „wissen" nun, dass Laufen nicht Ihr Ding ist.

Niemand kommt als Läufer auf die Welt. Genau so wenig wie als Fußballstar oder Star-Frisör. Das Fatalste an diesem Beispiel – das ich oft zu hören bekomme – ist, dass mit jedem Misserfolg Ihr Selbstvertrauen schwindet. Doch genau dieses Selbstvertrauen brauchen Sie, wenn Sie etwas Neues beginnen wollen. Ohne Selbstvertrauen werden Sie beim kleinsten Gegenwind aufgeben, was als weiterer Misserfolg in Ihrem Unterbewusstsein abgespeichert wird.

Die Anschaffung einer Pulsuhr empfehle ich jedem, der mit einem Fitnessprogramm startet. Bereits für ca. 50€ Euro bekommen Sie ein Basisgerät namhafter Hersteller. Ich rate zu Beginn ausdrücklich zu einem einfachen Gerät, das sich auf die wichtigsten Funktionen beschränkt.

Eine Geschichte aus meiner Praxis: Eine Dame lässt sich im Sportgeschäft eine sehr gute Pulsuhr mit zahlreichen Funktionen verkaufen. Voll motiviert möchte sie am nächsten Tag ihren ersten Lauf mit dem neuen „Überwachungsgerät" starten. Als sie vor dem Haus einen der fünf Knöpfe bedient, kommt sie in ein umfangreiches Menü, aus dem sie nicht mehr herausfindet. Nach etlichen gescheiterten Versuchen beschließt sie, die Uhr dazulassen – und sich selbst gleich mit! Von diesem Hightech-Gerät enttäuscht, hat sie sich doch wirklich von der Gewinn bringenden Sport-Einheit abbringen lassen…

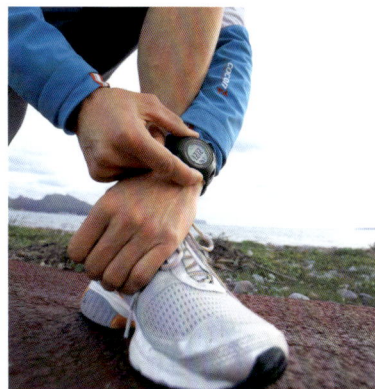 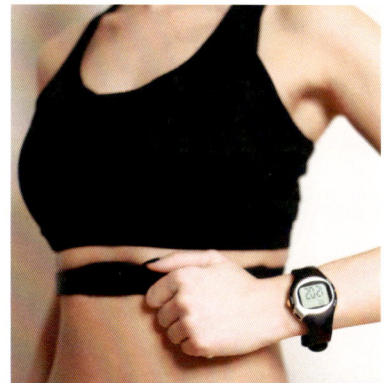

Eine Pulsuhr gehört zur Standard-Ausrüstung

Dieses Gerät soll Sie unterstützen und nicht am Sport hindern oder Ihre Nerven strapazieren. Wenn Sie nicht zu den Technik-Freaks gehören, kaufen Sie ein Basisgerät. In erster Linie geht es um die Messung der Herzfrequenz. Wenn dann noch eine Stopfunktion und die Tageszeit dabei sind, haben Sie alles, was Sie zum Starten brauchen.

Für ein Basisgerät spricht auch, dass Sportanfänger sich erst „beweisen" müssen. Oft ist beim Sporteinsteiger die anfängliche Motivation schnell verflogen. Wenn Sie gleich zu Beginn eine teure Uhr kaufen, wäre das in dem Fall schade um Ihr Geld.

> **„Fische schwimmen,**
> **Vögel fliegen,**
> **Menschen laufen."**
>
> Emil Zatopek

Trainingsplanung Ausdauer

Es ist wichtig, dass Sie Ihre sportlichen Trainingseinheiten planen. Das hat einerseits den Vorteil, dass Sie alles, was Sie aufschreiben, eher umsetzen werden. Andererseits werden Sie durch die richtige Planung schneller und nachhaltiger Fortschritte machen. Der folgende Plan stellt ein Konzept dar, um alltagsfit zu werden.
Sollte Ihr Ziel die Teilnahme an einem Halbmarathon oder gar einem ganzen Marathon sein, benötigen Sie eine langfristige und umfangreichere Trainingsplanung.

Beispiel eines Wochen-Trainingsplans

1. Einheit	Aufwärts walken 45 min bei z. B. Puls ♥135	
2. Einheit	Jogging 45 min bei z. B. Puls ♥140	
3. Einheit	Aufwärts walken 45 min bei z. B. Puls ♥135	
4. Einheit	Intervall-Training 45 min abwechselnd: 4 min walking 2 min jogging	2 min 4 min

Hinter diesem Wochen-Trainingsplan stehen folgende Überlegungen:

Vier Trainingseinheiten bringen im Bereich Ausdauer-Leistungsfähigkeit große Fortschritte. Drei dieser Trainingseinheiten zielen darauf ab, Ihre Grundlage zu trainieren. Hier bauen Sie ein stabiles Fundament Ihrer Kondition auf – vergleichbar mit dem Fundament eines Hauses.
Das Aufwärtsgehen hat am Beginn der Sportkarriere den Vorteil, dass Sie nicht joggen müssen, da dies Ihre Gelenke belastet und anfangs zugleich Ihre Atmung auf eine harte Probe stellen würde.
Das Bergaufgehen hat zudem den Vorteil, dass Sie in Ihren Oberschenkel- und Wadenmuskeln mehr Kraft aufbauen als nur beim Laufen in der Ebene.

Die Einheit Nummer 4 ist ein Intervalltraining, bei dem Sie zunächst richtig Gas geben sollen und anschließend wieder Zeit haben, um sich zu erholen, bevor der nächste intensive Zyklus folgt.

Diese Art des Trainings ist wichtig für Ihre langfristige Leistungsverbesserung. Allerdings sollen diese intensiven Einheiten nicht zu oft absolviert werden. Wenn Sie alltagsfit sein wollen, empfehle ich Ihnen nur jede vierte bis fünfte Einheit intensiv zu trainieren. Die hier angeführten Herzfrequenzangaben sind rein fiktiv gewählt. Ihre persönliche Herzfrequenz bestimmen Sie entweder über diverse Berechnungs-Formeln (z. B. Karvonenformel) oder durch einen Laktat-Stufentest.

Kurz und knapp:

- Ausdauertraining ist für Ihre Gesundheit eine großartige Bereicherung.

- Ausdauertraining kennzeichnet sich durch längere Trainingszeiten und deutlich weniger Intensität. Häufigkeit: drei- bis sechsmal wöchentlich.

- Ihre Kondition ist entscheidend von Ihrem Ausdauertraining abhängig.

- Messen Sie Ihre Herzfrequenz während des Ausdauertrainings.

- Variieren Sie bei Ihrem Trainingsplan. Das sorgt für Abwechslung und bessere Ergebnisse.

- Ihre Ausdauer können Sie überall trainieren. Egal ob indoor, outdoor, auf Geschäftsreise oder im Urlaub.

ERNÄHRUNG

Fünf Jahre Lebenszeit

Einmal angenommen, Sie würden fünf Jahre Ihrer kostbaren Lebenszeit in eine Sache investieren. Wäre es Ihnen dann ein Anliegen, dass diese Zeit sinnvoll investiert wird?

Ein Mensch verbringt ungefähr fünf Jahre seines Lebens mit Essen! Interessant ist, dass viele Personen sich überhaupt keine Gedanken über Ihre Ernährung machen. Das bedeutet, dass diese fünf Jahre einfach unbedacht und dem Zufall überlassen durchlebt werden.

Dies beschert dann auch ganz „zufällig" Übergewicht, schlechte Leistungsfähigkeit und Krankheiten. Fakt ist, dass diese fünf Jahre massiven Einfluss auf Ihre ganze Lebenszeit haben.

Ihre Nahrung erreicht Ihren gesamten Körper – das sind zirka 80 bis 100 Billionen Zellen! Wenn Sie also in diesen 60 Monaten nur Fastfood und andere „leere Kalorien" aufnehmen, wird Ihre restliche Lebensreise maßgeblich davon beeinflusst. Ganz nebenbei verbringt der Durchschnittsmensch auch sechs Monate seines Lebens auf der Toilette. Auch dieses halbe Jahr gestaltet sich angenehmer durch gesunde Ernährung!

Menschen wollen effektive Lösungen. Gerne empfehle ich Ihnen: Investieren Sie einige Stunden Ihres Lebens in die Beschäftigung mit dem wichtigen Thema Ernährung (Gratulation, Sie machen das gerade!), lesen Sie sich Wissen über die wichtigsten Aspekte an oder lassen Sie sich professionell beraten. Somit können Sie Ihre fünf Ernährungsjahre effizient für Ihre Gesundheit und Ihre körperliche Leistungsfähigkeit gestalten. Den Wissensvorsprung, den Sie dadurch erlangen und dessen UMSETZUNG verändert Ihr Leben. Sie sind gesund, leistungsfähig und fühlen sich wohl in Ihrem Körper!

Ernährung ist für viele Menschen ein undurchschaubares Fachgebiet. Nicht zuletzt, weil täglich neue Erkenntnisse und Empfehlungen auftauchen. Um es vorweg zu nehmen: Es gibt keine „Universal-Ernährung"! Je nach Ansicht und Ziel des Einzelnen erfüllt die Ernährung einen bestimmten Zweck. Fragen Sie einen Arzt über die Aufgabe der Ernährung, wird er die Gesunderhaltung an die erste Stelle setzen. Befragen Sie einen Sportler, so wird dieser als oberste Priorität Leistung und Regeneration nennen. Bei einem überzeugten Veganer gibt es keinerlei tierische Nahrungsmittel auf dem Speiseplan – ob aus gesundheitlicher oder ethischer Überzeugung.

Ohne Nahrung gibt es kein Leben. Ohne gesunde Nahrung gibt es kein gesundes Leben. Wenn Sie sich richtig ernähren, können Sie Ihre Gesundheit und Leistungsfähigkeit steigern, während Sie durch falsche Ernährung das Gegenteil erreichen. Die so genannte Zivilisationskost ist das typische Beispiel einer schlechten Ernährungsweise, die Gesundheit und Leistungsfähigkeit auf Dauer schwächt und sogar zu einer Vielzahl von Krankheiten führen kann. Daher muss jeder, der gesund bleiben und leistungsfähig werden will, sich seine individuelle Leistungskost zusammenstellen.

Die Aufgabe der Ernährung ist in erster Linie, den Organismus mit Nährstoffen zu versorgen. Natürlich darf/soll Essen dabei auch noch gut schmecken! Bei vielen Menschen ist Essen und Trinken reine Formsache oder wird ausschließlich über die Genussrezeptoren gesteuert. Beide Motive sind schlechte Ratgeber für eine optimale Energiezufuhr.

Erstaunlich ist, dass Sie vermutlich schon lange wissen, welche Nahrung gesund und welche ungesund ist. Trotzdem greifen Sie vielleicht zu oft zu „Dickmachern"? Warum ist das so? Meiner Meinung nach fehlt den meisten Menschen ein klarer Fahrplan. Stellen Sie sich vor, ich schicke Sie zu einer Bushaltestelle mit den Worten: „Irgendwann kommt schon ein Bus." Wie fühlt sich das an? Schlecht, oder?
Nun stellen Sie sich vor, es ist 17 Uhr. Wiederum schicke ich Sie zur Bushaltestelle mit den Worten: „Um 17 Uhr 10 kommt ein Bus, der Sie direkt nach Hause fährt." Jetzt sind Sie zufrieden! Warum? Weil dies ein klarer Fahrplan ist.
Wenn Sie sich im Klaren sind, was und wann Sie essen, um gesund und kraftvoll durchs Leben zu gehen, schafft das Klarheit und bringt Sie zum Handeln. Diese Handlungen ergeben – nach dem Lebensgesetz von „Aktion und Reaktion" – Resultate.

Mein Konzept liefert eine klare Handlungsempfehlung.
Eine Reihe sehr wichtiger Parameter sind – aus meiner Erfahrung – zu berücksichtigen:
· Umsetzbarkeit im Alltag (langfristig umsetzbare Lösung)
· Individueller Tagesablauf (aufstehen, Trainingszeiten, zu Bett gehen…)
· Berufliche Ausrichtung (viel Reisetätigkeit, Büroalltag…)
· Zeitliche und räumliche Möglichkeiten der Nahrungsaufnahme (zu Hause, im Restaurant, Kantine…)
· Ziel (Energie, Muskelaufbau, Gewichtsreduktion, vegan…)
· Menge des Essens (klare Richtlinien über die Menge der einzelnen Lebensmittel)
· Schmecken soll's (Lieblingslebensmittel, „No-go's"…)

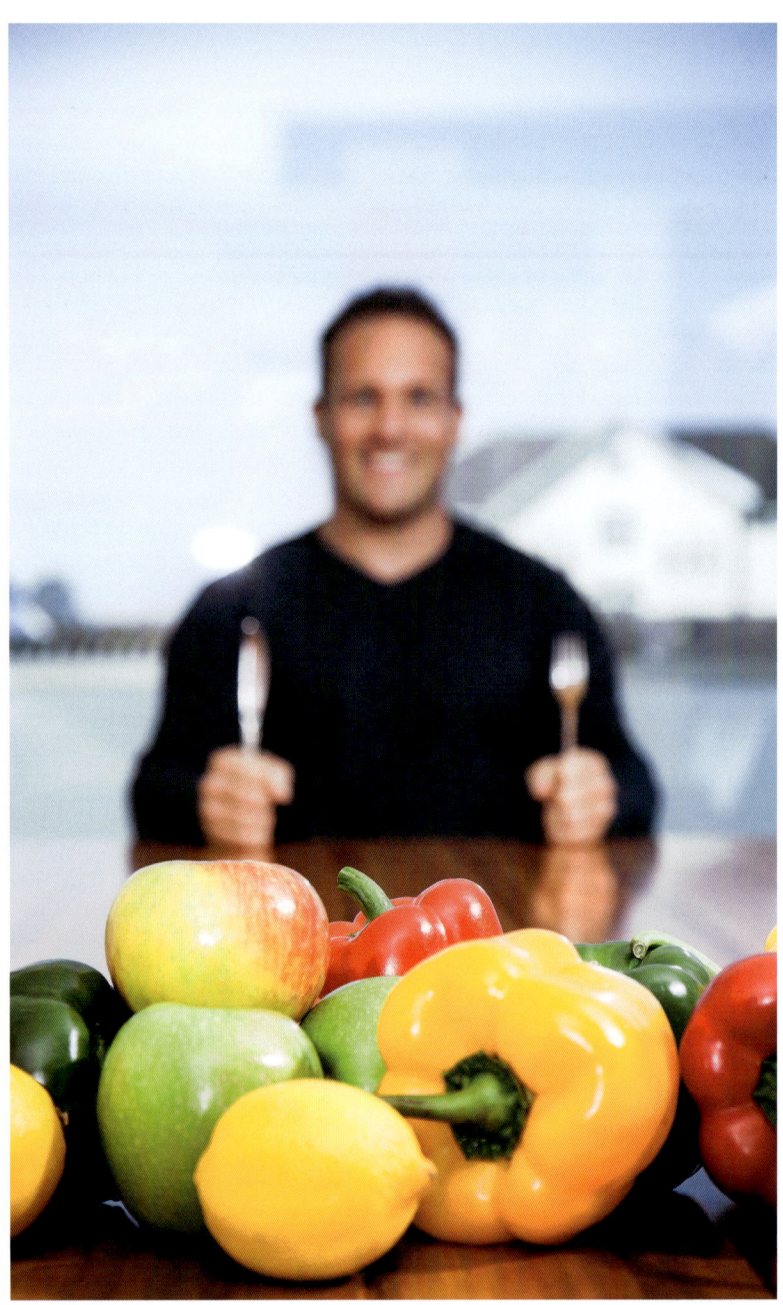

Sie entscheiden, was auf den Tisch kommt

Vorbild Eltern

Haben Sie Kinder? Ich bin ein absoluter Befürworter von Eigenverantwortung – eine Tugend, der sich meiner Meinung nach immer mehr Menschen entledigen. Für jeden noch so kleinen Erfolg wollen Menschen selbst verantwortlich sein, doch für Misserfolge oder unerfüllte Ziele sind schnell andere Schuldige gefunden.

Kinder sind in den ersten Lebensjahren von ihren Eltern abhängig. Sie können sich zu Beginn weder alleine fortbewegen noch alleine essen.

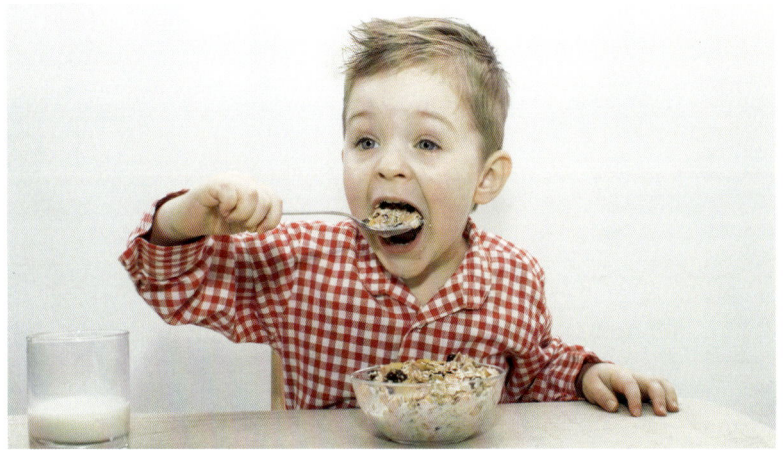

Kinder brauchen gesunde Nahrung

Kinder lernen am effektivsten durch Imitation. Eltern sind die „Lehrer" ihres Nachwuchses. Ihre Kinder werden das machen, was Sie ihnen vorleben – nicht was Sie „predigen". Nein, sie werden Sie und Ihre Handlungen kopieren!
Dicke Kinder sind nicht selbst schuld – Kinder sind fast immer ein Abbild Ihrer Eltern, zumindest bis zu dem Alter, ab dem die eigene Handlungsfähigkeit dominiert!
Das bedeutet nicht, dass dicke Kinder immer dicke Eltern haben. Auch das elterliche – oft unbewusste – Gedankengut, z. B. Liebesersatz durch Essen, kann sich in der Figur des Kindes widerspiegeln.
Mamas und Papas behaupten fast ausnahmslos, dass ihre Kinder das Wertvollste seien, das sie „haben". Dann frage ich mich, warum viele Kinder einen so verarmten Fokus auf Themen wie Gesundheit und Aktivität (Sport) mit auf den Weg bekommen.

Ich habe eine These. Weil das Vorleben zu anstrengend ist, weil Fernsehen gemütlicher ist als Joggen, weil McDonalds schneller geht als selber kochen, weil ....

Wenn es so ist: Ist das der Start, den Sie Ihrem Kind gönnen, der Grundstein, den Sie für Ihr Kind legen wollen?

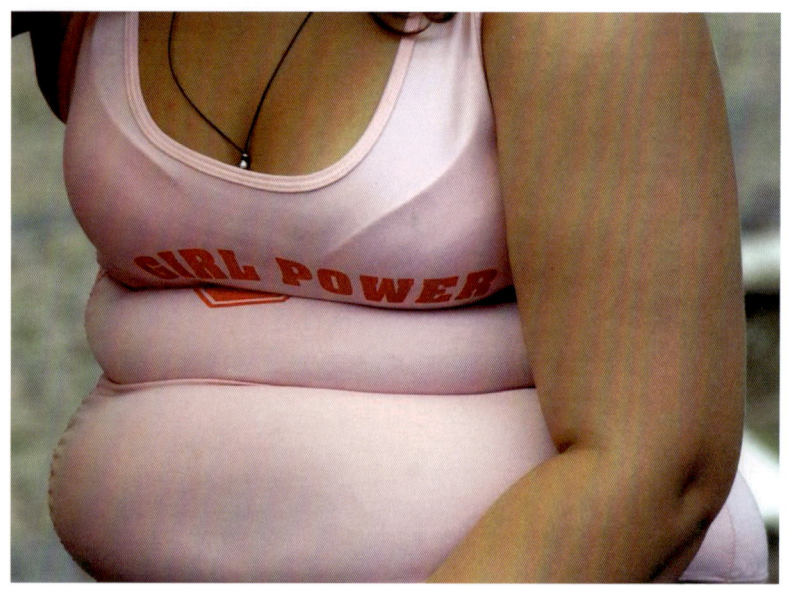

Eltern haften für ihre Kinder

Eigenverantwortung JA –
aber erst ab einem gewissen Alter!

Einteilung und Aufgaben unserer Lebensmittel

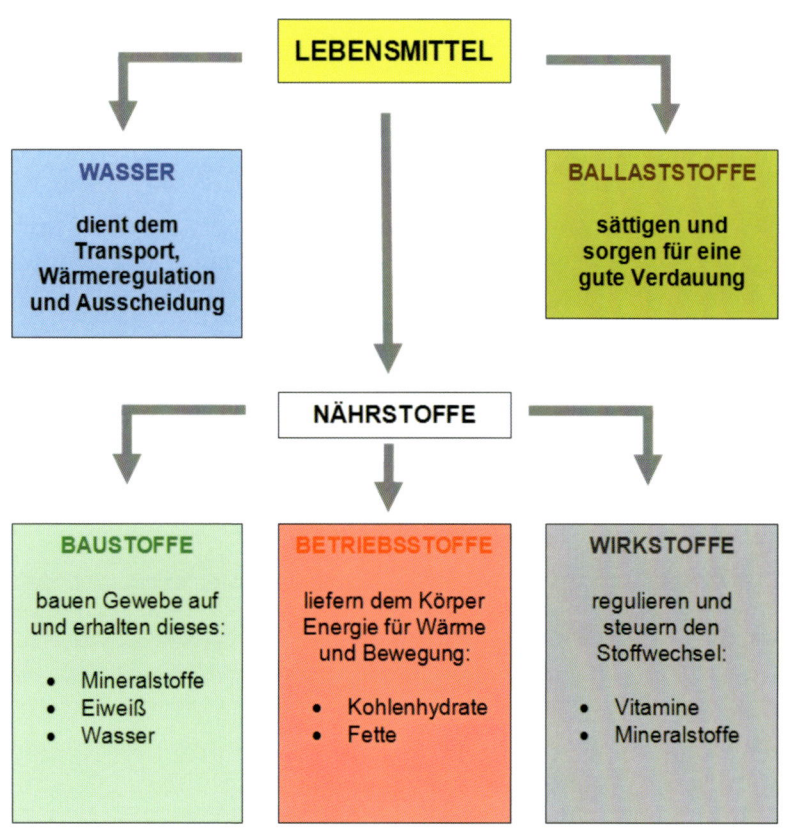

LEBENSMITTEL

WASSER

dient dem Transport, Wärmeregulation und Ausscheidung

BALLASTSTOFFE

sättigen und sorgen für eine gute Verdauung

NÄHRSTOFFE

BAUSTOFFE

bauen Gewebe auf und erhalten dieses:

- Mineralstoffe
- Eiweiß
- Wasser

BETRIEBSSTOFFE

liefern dem Körper Energie für Wärme und Bewegung:

- Kohlenhydrate
- Fette

WIRKSTOFFE

regulieren und steuern den Stoffwechsel:

- Vitamine
- Mineralstoffe

Wie lange dauert die Verdauung?

Der Weg vom ersten Bissen bis zur Ausscheidung ist ganz schön lang. „Was oben reinkommt, muss unten wieder raus – zumindest Teile davon." Machen Sie sich gleich eines bewusst: Pro Jahr durchläuft etwa eine TONNE Nahrung Ihren Körper! Und jeder einzelne Bissen beeinflusst Ihre Zellen. Spätestens jetzt sollten Sie sich bewusst werden, dass es von enormem Vorteil ist, gesund zu essen!
Ihre Nahrung muss einen langen Weg hinter sich bringen, bis die verwertbaren Bestandteile als Energie und Baustoffe zur Verfügung stehen und die Reste zur Ausscheidung bereit sind.

Der Verdauungskanal mit seinen Bestandteilen:
· Mund
· Rachen
· Speiseröhre
· Magen
· Dünndarm
· Dickdarm
· Mastdarm
· After

Alles braucht seine Zeit

Diesen Weg könnte man mit einer Slalomstrecke vergleichen. Die Nahrung muss diesen Slalom absolvieren, und dazu braucht sie unterschiedlich lange. Je nachdem, was Sie gegessen haben, dauert eine vollständige Darmpassage 24 bis 100 Stunden. Von Verstopfung wird erst gesprochen, wenn die Intervalle größer als drei Tage sind.
Zwischen einem und vier Tage für einen „einfachen Slalom" – wen wundert es da noch, dass der Stuhlgang zeitlich starken Schwankungen unterliegen kann. Man muss nicht jeden Tag „müssen". Manchmal braucht die Nahrung einfach etwas länger. Individuelle Unterschiede sind ganz normal.

Vom ersten Bissen bis zur Ausscheidung

Der Verdauungstrakt oder auch Gastrointestinaltrakt ist ein etwa neun Meter langer Schlauch, der vom Mund bis zum After reicht.

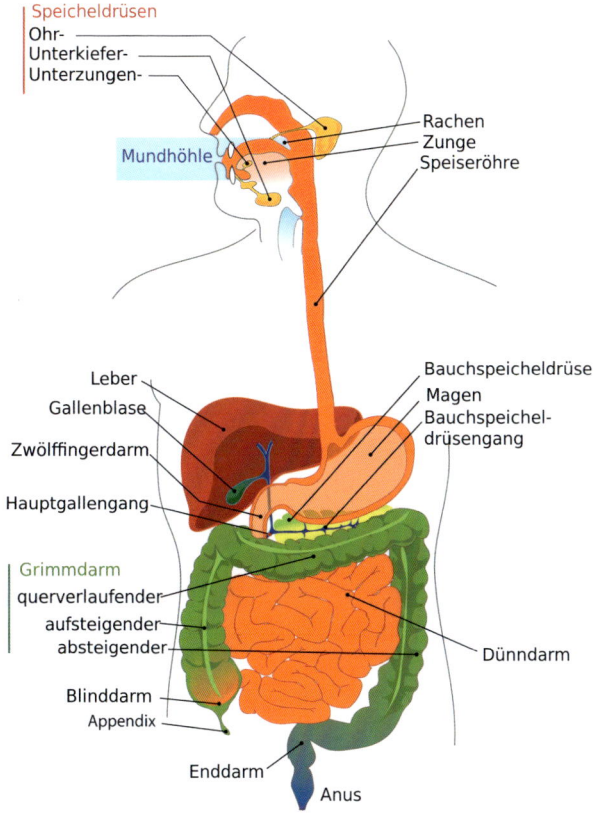

Was geschieht mit einem Brötchen?

Wenn Sie einen Teil des Brötchens abgebissen haben, wird er im Mund mit den Zähnen grob zerkleinert und mit Speichel vermischt. Bereits in der Mundhöhle beginnt die Aufspaltung von Kohlenhydraten.
Durch Schlucken transportieren Sie den Nahrungsbrei über die zirka 25 Zentimeter lange Speiseröhre (= Ösophagus) in den Magen (= Gaster).
Unser **Magen** ist eine Art Zwischenlager, in dem ein stark saures Milieu herrscht. Die Magensäure bewirkt die Abtötung von krankmachenden

Keimen wie z. B. Salmonellen und dient auch der Eiweißspaltung. Nach etwa ein bis vier Stunden verlassen 50 Prozent der Nahrung den Magen. Je fetter die gegessenen Lebensmittel, desto länger ist die Magenverweildauer.

Auf seinem weiteren Weg wird das Brötchen in seine Bestandteile zerlegt. Dabei werden Mehrfachzucker (Kohlenhydrate) in einfache Zucker aufgespalten, Eiweiße werden in einzelne Aminosäuren und Fette in Glyzerin und freie Fettsäuren zerlegt. Der Grund dafür ist, dass Ihr Körper die Bestandteile in der ursprünglichen Form nicht verwenden kann. Nur in der umgewandelten Form können die Nahrungsbestandteile durch die Darmwand in das Blut aufgenommen werden.

Danach benutzt der Körper die Bestandteile als Rohstoffe, um eigene Produkte herzustellen, z. B. Hormone und Enzyme. Einen Teil der umgewandelten Nahrungsbestandteile verwendet Ihr Körper dann als körpereigenes Fett, Eiweiß und Zucker. Das geschieht hauptsächlich in der Leber. Bei einem Brötchen müssen zirka 3 Gramm Eiweiß, 25 Gramm Kohlenhydrate und 0,5 Gramm Fett aufbereitet werden.

Vom Magen gelangt der Speisebrei in den zirka vier bis sechs Meter langen Dünndarm. In den oberen Teil des Dünndarms, den Zwölffingerdarm (nennt sich so, da seine Länge etwa der von zwölf Fingern Breite entspricht), münden die Gänge der Bauchspeicheldrüse und der Gallenblase. Die Verdauungssäfte (Enzyme) aus Galle und Bauchspeicheldrüse haben verschiedene Aufgaben: Sie neutralisieren zunächst die Magensäure und enthalten zudem Fermente und Zusätze, die für die weiteren Verdauungsschritte und die Aufnahme von Eiweißen, Kohlenhydraten und Fetten in den Körper notwendig sind. Im Darm sind etwa 1,3 Kilogramm Bakterien angesiedelt. Wenn Sie bedenken, dass einzelne Bakterien nur tausendstel Millimeter klein sind, sind 1,3 Kilogramm eine ganze Menge. Diese bilden die physiologische Darmflora und stellen einen wichtigen Abwehrmechanismus Ihres Immunsystems dar, der sehr empfindlich auf Antibiotika reagiert. Antibiotika bedeutet „gegen Bakterien". Leider unterscheidet die Mehrheit dieser Medikamente nicht zwischen „guten" und „schlechten" Bakterien. Wenn Sie nun bei jedem grippalen Infekt (der in erster Linie von Viren verursacht wird, bei denen kein Antibiotika hilft!) diese Medikamentenkeule einsetzen, dürfen Sie sich über eine lädierte Darmflora nicht wundern. Es kann bis zu sechs Monaten dauern, bis eine gestörte Darmflora wieder vollständig regeneriert ist.

Die **Bauchspeicheldrüse** (= Pankreas) produziert den so genannten Pankreassaft, der der weiteren Verdauung von Eiweißen, Kohlenhydraten und Fetten dient. Außerdem setzt sie das Insulin zur Regulation des Blutzuckers frei, was dann später bei der Aufnahme der Nahrung in den Körperzellen eine wichtige Rolle spielt.

Ihre **Leber** ist das aktivste Stoffwechselorgan überhaupt und wiegt in etwa 1,5 – 2 Kilogramm. Sie ist eine Art Fabrik, zentrales Entgiftungsorgan und Filter in einem.
Nährstoffe, die aus dem Darm ins Blut aufgenommen werden, gelangen über die Pfortader zur Leber und werden dann von dieser – je nach Bedarf – wieder ins Blut abgegeben oder aus dem Blut entfernt.
Die Leber, größte Drüse des Körpers, dient auch der Speicherung von Glukose (etwa 100 Gramm) und Vitaminen.
Durch das ständige Produzieren von Galle in der Leber sowie von wichtigen Hormonen in der Bauchspeicheldrüse ist es das „Zusammenspiel" dieser Drüsen, das für ein funktionierendes Verdauungssystem des Körpers verantwortlich ist.
Die Leber entwickelt zirka einen halben Liter Gallenflüssigkeit pro Tag, die in der sackförmigen Gallenblase gesammelt wird und dann an den Zwölffingerdarm abgegeben wird.
Die Entleerung dieses Reservoirs – speziell bei fettreichen Mahlzeiten – erfolgt zur Fettaufspaltung. Gallenoperierte Menschen sollten bedenken, dass sie über kein Reservoir (Pufferzone durch Gallenblase) mehr verfügen. In diesem Fall ist es ratsam, die Fette in der Nahrung über den ganzen Tag verteilt aufzunehmen und auf größere „Fettbomben" zu verzichten.

Eine wichtige Rolle spielt die Leber auch in der Schwangerschaft, wo sie für die Blutbildung des Fötus verantwortlich ist. Deshalb sollten Sie während der Schwangerschaft auf den Genuss von Alkohol vollkommen verzichten – es ist IHR Kind!

Der **Dünndarm** ist der wichtigste Ort der Verdauung. Die Darmzotten sind finger- oder blattförmige Ausformungen der Schleimhaut. Sie vergrößern die Fläche, auf der die Nahrungsbestandteile vom Darm in das Blut aufgenommen werden, auf etwa 180 Quadratmeter! Die hier resorbierten Nährstoffe gelangen über das Blut in die Leber und werden dort weiter verarbeitet.

Im Dickdarm ist von dem Brötchen kaum etwas übrig.

Nachdem nun von unserem Brötchen kaum noch Nährstoffe vorhanden sind, gelangt es vom Dünndarm in den Dickdarm, der etwa zwei Meter lang ist und im Durchmesser sechs Zentimeter misst. Wo diese beiden Organe ineinander übergehen, befindet sich der kurze Blinddarm mit dem fünf bis acht Zentimeter langen Wurmfortsatz. Im Dickdarm passiert der fast flüssige Nahrungssaft den aufsteigenden, den quer verlaufenden und den absteigenden Teil. Auf diesem Wegstück werden ihm jetzt fortlaufend Flüssigkeit und Mineralstoffe entzogen. Die Zersetzung restlicher Nährstoffe macht sich bisweilen durch Winde bemerkbar. Restliche Kohlenhydrate beginnen zu gären, wobei Eiweißzersetzung zu Fäulnis führt. Was auch immer in den Dickdarm gelangt, sollte schnellstmöglich ausgeschieden werden. Je länger die Rückstände dort liegen bleiben, desto schlechter für den Körper.

Der Rest muss weg.

Zuletzt bleiben nur noch die unverdaulichen Bestandteile des Brötchens übrig. Sie gelangen vom Dickdarm in den Mastdarm. Der Mastdarm ist deutlich enger. Hier entsteht bei Eintritt des Speisebreis der Stuhldrang.

Wir unterscheiden sechs Hauptklassen von Nährstoffen:
- Kohlenhydrate
- Eiweiße
- Fette
- Vitamine
- Mineralstoffe
- Wasser

Die Nährstoffe erfüllen drei Hauptfunktionen

1. Sie versorgen den Organismus mit Energie. Die wichtigsten Energiequellen sind Kohlenhydrate und Fette, aber auch Eiweiße können zur Energieversorgung beitragen, wenngleich dies nicht ihre Hauptfunktion darstellt. Vitamine, Mineralstoffe und Wasser enthalten dagegen keine Energie, sind aber zur Verstoffwechslung der Energieträger unentbehrlich.

2. Nährstoffe werden genutzt, um Gewebe aufzubauen und diese bei Bedarf zu regenerieren. Die Eiweiße sind die wichtigsten Baustoffe von Muskulatur und Weichteilgewebe sowie für Enzyme. Das Knochenskelett wird dagegen vorwiegend aus Mineralstoffen, speziell Kalzium, aufgebaut.

3. Bestimmte Nährstoffe werden in der Regulierung der Stoffwechselprozesse benötigt. Vitamine, Mineralstoffe und Proteine arbeiten bei den physiologischen Prozessen eng zusammen. So spielt z. B. das wasserlösliche Vitamin B6 eine zentrale Rolle bei der Eiweißsynthese. Das heißt, bei steigender Proteinzufuhr muss auch mehr Vitamin B6 aufgenommen werden.

Ein bekannter Satz lautet: „Der Mensch ist, was er isst".
Dass diese Aussage zutrifft, wird uns sowohl aus Sicht der Gesundheit als auch der Leistungsfähigkeit bewusst.
Streben Sie eine sorgfältige Auswahl eines möglichst breiten Spektrums an gesunden und natürlichen Nahrungsmitteln an.

Dies ist eine wichtige Voraussetzung für:
· optimale Energie
· Entwicklung und Regeneration von Gewebe
· Regulierung der Stoffwechselprozesse und Organfunktionen

Was Ihr Körper an Nährstoffen bekommt, entscheiden Sie alleine. Seien Sie sich bewusst, dass Sie persönlich für Ihre Gesundheit und Leistungsfähigkeit verantwortlich sind.

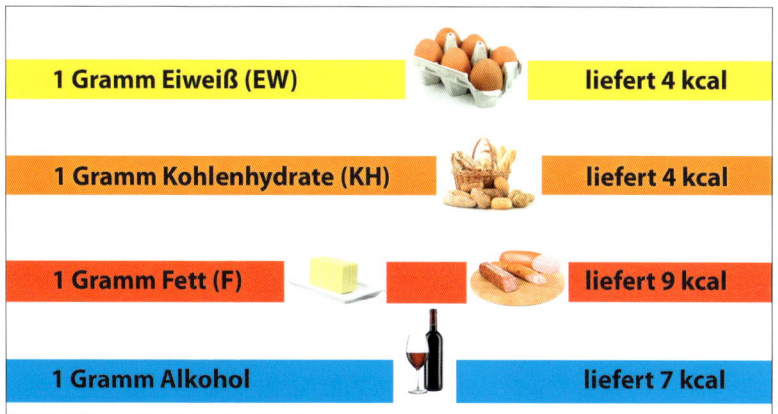

Energie der Hauptnährstoffe und des Alkohols

Die „Großen Vier" oder die „Großen Acht"
(Nährwertkennzeichnung in der EU)

Die Lebensmittelproduzenten der EU sind nicht dazu verpflichtet, Nährwertkennzeichnungen auf den Verpackungen vorzunehmen. Außer auf dem Produkt ist eine nährwert- oder gesundheitsbezogene Angabe vermerkt, wie zum Beispiel „light" oder „fettarm".

Dann werden entweder die „Großen Vier" angegeben, das sind die Kilokalorien, der Eiweißgehalt, der Fettgehalt und der Gehalt an Kohlenhydraten.

Oder die „Großen Acht", das sind die vier genannten Stoffe plus zusätzlich die gesättigten Fettsäuren, der Zuckergehalt, der Ballaststoffgehalt und der Natriumgehalt.

Die Kennzeichnung ist das eine, doch was Sie mit diesen Informationen anfangen, das andere. Auf den folgenden Seiten erfahren Sie, was diese Nährstoffe in Ihrem Körper bewirken.

NÄHRWERT-INFORMATIONEN:	Pro Portion (30g) z.B. mit 125 ml entrahmter Milch	Pro 100 g
Brennwert	658 kJ 156 kcal	1578 kJ 372 kcal
Eiweiß	6,9 g	8,4 g
Kohlenhydrate davon Zucker	29,9 g 11,3 g	78,4 g 17,2 g
Fett davon gesättigte Fettsäuren	0,5 g 0,1 g	1,4 g 0,4 g
Ballaststoffe	1,8 g	5,9 g
Natrium	0,2 g	0,5 g

Nährwertinfo der „Großen Acht"

Gute oder schlechte Nahrungsmittel gibt es nicht

Natürlich lassen sich Nahrungsmittel in Bezug auf eine gewünschte Wirkung als „fördernd" oder „hemmend" klassifizieren. Wenn Sie schlanker und gesünder werden wollen, sind Süßigkeiten sicher nicht die beste Wahl.
Viel entscheidender ist jedoch, welche Mengen Sie davon essen.

„Die Dosis macht das Gift."
Paracelsus

Wenn Sie nach dem Mittagessen einen Keks essen, ist das völlig in Ordnung. Ich spreche hier von einem Keks – nicht von einer Schachtel. Erfahrungsgemäß ist es so, dass sich besonders leckere Lebensmittel schwer dosieren lassen. Sicher haben auch Sie schon die Erfahrung gemacht, dass von den Süßigkeiten plötzlich nur noch die leere Packung da ist. Was länger bleibt, ist meist das schlechte Gewissen.

Teilen Sie Ihre Nahrung nicht in schlecht oder gut ein. Besser ist es, dass Sie die Mengen definieren, die mit Ihren Zielen übereinstimmen. Sie dürfen alles essen – in der richtigen Menge! Sie dürfen auch Milchschokolade essen – wenn Sie wollen jeden Tag zwei Tafeln. Aber bitte sagen Sie dann nicht, dass Sie abnehmen wollen.

Ihr Augenmerk sollten Sie zudem noch auf die einzelnen Nährstoffe richten. Am Ende des Tages sollten Sie Ihrem Körper alle notwendigen Nährstoffe zugeführt haben. Dies ist sicher leichter mit als gesund geltenden Lebensmitteln zu erreichen.

Nährstoffdichte –
Maß zur Qualitätsbewertung von Lebensmitteln

Die Nährstoffdichte ist ein wichtiger Begriff, der angibt, wie hoch der Anteil an essentiellen (müssen von außen zugeführt werden) Nährstoffen wie beispielsweise Eiweiß, Vitaminen oder Mineralstoffen an einem bestimmten Lebensmittel ist. Ein Nahrungsmittel mit hoher Nährstoffdichte enthält eine große Menge eines oder mehrerer essentieller Nährstoffe. In diesem Fall sprechen wir von hochwertigen Kalorien im Gegensatz zu „leeren Kalorien", also von Nahrungsmitteln, die im Wesentlichen nur Kalorien enthalten, aber kaum essentielle Nährstoffe.

	Haferflocken	Kohlrabi	Coca-Cola
Menge	100 g	100 g	100 ml
Kalorien	352	24	43
Kohlenhydrate (g)	58,7	3,7	11
Eiweiß (g)	13,5	2	0
Fett (g)	7	0,1	0
Ballaststoffe (g)	10	1,4	0
Eisen (mg)	5,4	0,5	0
Vitamin E (mg)	1,5	0	0
Vitamin B1 (mg)	0,6	0,05	0
Vitamin C (mg)	0	63	0

Nährstoffdichte verschiedener Lebensmittel im Vergleich

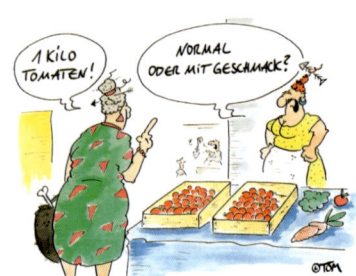

Die holländische Tomate ist vollständig frei von Vitamin C und damit die seltsamste Art, Wasser schnittfest zu machen!

Gut zu wissen, dass es noch Tomaten mit Geschmack gibt!

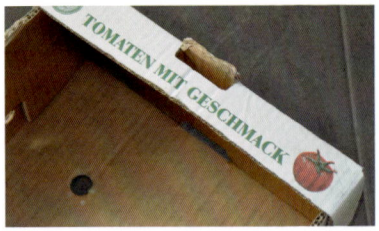

Kohlenhydrate

Der Begriff „Kohlenhydrate" klingt für die meisten Menschen gesund. Man versteht darunter oft einen idealen Energielieferanten. Hingegen ist das Wort „Zucker" in den meisten Köpfen verteufelt. Liebe Leser, Kohlenhydrate sind Zucker – es ist lediglich ein anderes Wort dafür. Natürlich gibt es Unterschiede in der Art des Zuckers, z. B. schnell verfügbare Kohlenhydrate wie Zweifachzucker in Form von weißem Zucker, den wir in den Kaffee geben. Andererseits gibt es lang anhaltenden Zucker, wie beispielsweise Stärke aus Kartoffeln. Alles sind Zucker und somit Kohlenhydrate.

Aus Kohlenhydraten können wir sehr gut Energie gewinnen. Die Verarbeitung im Körper verläuft relativ rasch, wodurch wir die Kalorien schnell verwerten können. Hinzu kommt, dass Kohlenhydratlieferanten auch die meisten Vitamine, Mineralien und Ballaststoffe liefern.

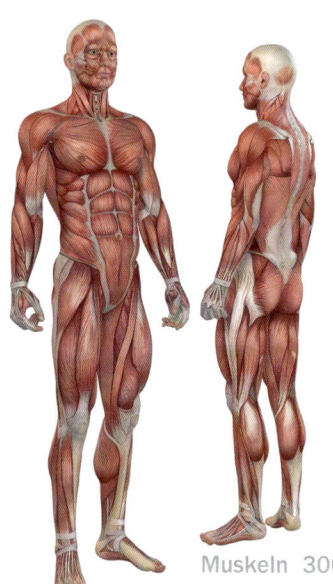

Ihr Körper verfügt nur über geringe Speicherkapazitäten für Kohlenhydrate (Glykogen) in Muskeln, Leber und Blut. Ihre Muskeln speichern je nach Körpergewicht und Trainingszustand etwa 200 bis 300 Gramm Muskelglykogen. Ihre Leber speichert etwa 100 Gramm und im Blut zirkulieren zirka fünf Gramm als Blutzucker. Wenn wir diese Vorräte zusammenzählen, kommen wir in etwa auf 400 Gramm gespeicherte Kohlenhydrate. Da ein Gramm Kohlenhydrate 4,1 Kalorien liefert, verfügt Ihr Körper über zirka 1.600 Kalorien in Form von Kohlenhydratreserven.

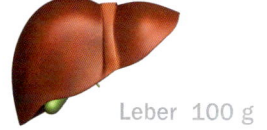

Muskeln 300 g   Leber 100 g

Muskeln	300 g	1200 kcal
Leber	100 g	400 kcal
Blut	5 g	20 kcal
Gesamt	405 g x 4 kcal	1620 kcal

Diese Kohlenhydratspeicher reichen also nicht einmal aus, um den Energiebedarf eine Tages ohne starke körperliche Aktivität zu decken. Daraus geht die Bedeutung der regelmäßigen Zufuhr von Kohlenhydraten hervor. Weiterhin minimiert eine ausreichende Kohlenhydratzufuhr den vermehrten Abbau von Eiweißbausteinen (Aminosäuren) zur Energiegewinnung (proteinsparender Effekt). Dies verhindert auch einen übermäßigen Muskelabbau während einer Diät (unerwünschter Verlust an fettfreier Körpersubstanz).

In den heutigen Lebensmitteln wird seitens der Genussmittelindustrie sehr viel Einfachzucker zugesetzt. Warum? Weil Zucker – neben Fett – für einen guten Geschmack sorgt. Als Beispiel führe ich gerne Früchtejoghurt an. Auf den Joghurtdeckel würden die Hersteller am liebsten flächendeckend „0,1 % Fett" aufdrucken. Durch die jahrelange Low-fat-Bewegung sind viele Menschen auf Fetteinsparungen sensibilisiert und kaufen nun diese Produkte. Doch ungeachtet dessen, wie nun der Joghurt schmackhaft gemacht wird, kaufen die Menschen stark gezuckerte Produkte. Namen wie Saccharose oder Dextrose täuschen den Laien rasch mit diversen Zucker-Synonymen.

Zucker ist sehr oft gut versteckt. Wer denkt schon bei Ketchup als erstes an Zucker? Zwei Esslöffel Ketchup aber enthalten zirka einen Teelöffel puren Zucker. Dass Coca-Cola Zucker in Massen liefert, ist bekannt – was dem Absatz dieses Getränks aber scheinbar nicht schadet. Ein Liter Coca-Cola enthält zirka 40 Würfelzucker! Neben dem „schnellen" Zucker enthält es auch noch sehr viel Phosphorsäure. Durch häufigen Genuss dieser Säure, gekoppelt an hochgereinigten Zucker, entsteht eine aggressive Mischung gegen den Zahnschmelz. Da Phosphorsäure zusätzlich die Kalziumaufnahme hemmt, ist es für starke Knochen ein harter Gegner!

Auch Kakaogetränke beinhalten vorwiegend gereinigten Zucker: z. B. Nesquik 58 Prozent, Suchard 58 Prozent, Kaba 46 Prozent. Ob dieses Milch-Zucker-Gemisch optimal für Ihre Kinder ist?

Für die Aufnahme großer Mengen Zucker werden ebenfalls große Mengen an Vitamin B1 benötigt. Kohlenhydrate und Vitamin B1 stehen in direktem Verhältnis zueinander, da der Kohlenhydratstoffwechsel dieses Vitamin benötigt. Aus diesem Grund kann Einfachzucker auch als „Vitaminräuber" bezeichnet werden, da diese Nahrungsmittel selbst meist keine Vitamine mitliefern. Nun werden die benötigten Vitamine aus den körpereigenen Depots genommen. Das Problem ist, dass Vitamin B1 im Körper nicht speicherbar ist, wodurch ein Mangel schnell möglich ist.

Der scheinbar bessere braune Zucker ist oft nichts anderes als weißer Zucker, der mit braunem Zuckerrohrsirup eingefärbt ist.

Die täglich empfohlene Zufuhr an Kohlenhydraten sollte laut offiziellen Empfehlungen etwa 55 bis 65 Prozent der täglichen Kalorienmenge darstellen. Spätestens hier sollten Sie sich fragen, was Sie mit Ihrer Ernährung bezwecken wollen. Wenn Sie interessiert sind, Ihr Körpergewicht zu reduzieren oder Ihr Gewicht zu halten, sollten Sie sich mit dem Thema „Kohlenhydrate" näher befassen.

Was bewirken Kohlenhydrate in unserem Körper?

Wenn Sie Kohlenhydrate essen, steigt Ihr Blutzucker an. Je nach Art des Zuckers und der zugeführten Menge geht das langsam oder schneller. Beleuchten wir das anhand eines Brötchens (Weißbrot) und eines Vollkornbrotes. Wir gehen davon aus, dass beide gleich schwer sind. Wenn Sie nur die Nährstoffe betrachten, werden Sie feststellen:

· das Brötchen ist kalorienarmer
· das Brötchen ist fettarmer
· Eiweiß- und Kohlenhydratgehalt sind in etwa gleich

Warum dann also zum Vollkornbrot greifen? Eine Semmel schmeckt doch auch ganz gut! Oberflächlich betrachtet schenken sich die zwei Varianten scheinbar nicht viel.

Wenn Sie diese aber genauer beleuchten, wird der Unterschied klar. Im Mikronährstoffbereich hat das Vollkornbrot ganz klar die Nase vorne. Vitamine, Mineralstoffe und Ballaststoffe liefert ausschließlich das Vollkornbrot in nennenswerter Menge. Mindestens genau so interessant ist der Einfluss auf Ihren Blutzuckerspiegel.
Das Brötchen wird sehr rasch vom Körper verarbeitet. Dadurch steigt der Blutzuckerspiegel steil an, was eine hohe Insulinausschüttung mit sich bringt (Abbildung Seite 157). Durch diese „Insulinflut" sinkt der Blutzuckerspiegel rasch ab, was Sie kurze Zeit später wieder als Hunger wahrnehmen. Was machen Sie bei Hunger? Richtig, Sie greifen zum nächsten Brötchen.

Anders verläuft das beim Vollkornbrot. Die Verarbeitung des ballaststoffreichen Brotes dauert länger. Dies lässt Ihren Blutzuckerspiegel nur allmählich ansteigen, was eine moderate Insulinausschüttung bewirkt. Ihre

Blutzuckerkurve wird dadurch sanft verlaufen. Dies spüren Sie an einem längeren Sättigungsgefühl und lang anhaltender Energie.

Näheres zum Thema „Blutzuckerspiegel" lesen Sie ab Seite 154.

Ein weiterer interessanter Aspekt, der vielen Menschen unbekannt ist: Wenn Ihr Körper Kohlenhydrate als Glykogen einlagert, wird zusätzlich Wasser im Körper gespeichert, und zwar pro Gramm Zucker etwa drei Gramm Wasser. Somit binden 300 Gramm Kohlenhydrate 900 Gramm Wasser.

Das ist grundsätzlich kein Problem, außer Sie verlassen sich ausschließlich auf Ihre Waage. Wenn Sie hochwertige Kohlenhydrate essen und damit Ihr Energiedepot füllen, wird Ihr Körper zwangsläufig auch mehr Wasser speichern – das ist Flüssigkeit innerhalb der Zellen – wir sprechen nicht etwa von aufgeschwemmten Beinen! Durch die gespeicherten Kohlenhydrate haben Sie nun mehr Kraft zur Verfügung! Doch bei vielen Menschen ist diese Power schnell verflogen, wenn sie die Waage nach dem aktuellen Körpergewicht befragen. Wissen über die Funktion Ihres Körpers schafft hier eindeutig Vorteile und ein ruhiges Gewissen!

Das umgekehrte Phänomen ist zu beobachten, wenn Menschen eine Lowcarb-Diät machen. In kürzester Zeit entleeren sich die körpereigenen Kohlenhydrat-Depots und mit Ihnen auch die jeweils dreifache Menge an Wasser. Schnell sind die ersten Kilos verloren, was der Laune oft sehr zuträglich ist. Allerdings ist dieses Abnehm-Tempo langfristig nicht aufrechtzuerhalten. In der Folge stellt sich heraus, was das angewendete Konzept wirklich taugt.

Die „Länge" des Zuckers

Es gibt alle möglichen Arten von Zucker. Reis besteht überwiegend aus Zucker (= Kohlenhydrate), Kartoffeln liefern Zucker, wir geben Zucker in den Kaffee, essen Traubenzucker usw.

Die Frage ist, was möchte ich mit meiner Ernährung bewirken? Die Unterschiede liegen bei diesen Kohlenhydratlieferanten in der Anzahl der Zuckermoleküle. Unterscheiden können wir:

Einfachzucker	=	**Mono**saccharide
Zweifachzucker	=	**Di**saccharide
Mehrfachzucker	=	**Oligo**saccharide
Vielfachzucker	=	**Poly**saccharide

Kohlenhydrate	Anzahl der Bausteine	wichtige Vertreter	Vorkommen in
Monosaccharide (Einfachzucker)	(ein Baustein)	Glucose (Traubenzucker) Fructose (Fruchtzucker) Galactose (Schleimzucker)	Honig, Früchten, Süßwaren, Milch
Disaccharide (Zweifachzucker)	(zwei Bausteine)	Saccharose (Rüben-Rohrzucker) Maltose (Malzzucker) Lactose (Milchzucker)	Haushaltszucker, Marmeladen, Süßwaren, Limonaden, Milch
Oligosaccharide (Mehrfachzucker)	bis zu 30	Künstliche Zuckergemische (Maltotriose, Dextrine, Maltodextrine)	Sportler-Energiedrinks, Toast, Knäckebrot, Zwieback
Polysaccharide (Vielfachzucker)	mehr als 30 bis mehrere 100 000	Zellulose (pflanzliche Stärke) • Amylose • Amylopektin Glykogen (tierische Stärke)	Kartoffeln, Getreide Müsli, Brot, Nudeln, Bananen, Leber

Grundsätzlich sind Vielfachzucker wertvoller und zu bevorzugen. Sie lassen einerseits den Blutzuckerspiegel langsamer ansteigen, was eine kontrollierte Insulinausschüttung ermöglicht. Anderseits sättigen sie länger und liefern meist auch wertvolle Ballaststoffe und Mikronährstoffe (Mineralien und Vitamine).

Sind Sie jedoch auf einer Bergtour und Ihre Kräfte versagen 200 Meter unterm Gipfelkreuz, wird Sie das Vollkornbrot in Ihrem Rucksack jetzt nicht beflügeln. Wenn Sie jetzt einen Traubenzucker zur Hand haben, wird dieser Einfachzucker in Sekundenschnelle seine Wirkung entfalten und Ihnen die nötige Energie schenken. ACHTUNG: Energie für die nächsten 200 Meter! Anschließend ist diese Energie wieder verpufft. Das ist etwa so, als würden Sie ein Blatt Papier anzünden. Nach einer kurzen Stichflamme war's das. Wenn Sie nun am Gipfel angekommen sind, brauchen Sie entweder einen Hubschrauber oder eine Seilbahn für die Talfahrt, denn Ihr Blutzuckerspiegel ist erneut im Keller.
Bei diesem Szenario wurde ein entscheidender Fehler in der Vorbereitung gemacht. Vor der Bergtour müssen Sie Ihre Energiespeicher füllen – mit wertvollen „langkettigen" Kohlenhydraten. Sollte die Tour über viele Stunden dauern, ist eine frühzeitige Versorgung (vor dem Hunger) mit hochwertigen Kohlenhydraten wichtig.

Für Traubenzucker gibt es meines Erachtens sehr wenige sinnvolle Einsatzgebiete. Sehr ambitionierte Kraftsportler können mittels Glucose Ihre – durch hartes Training – entleerten Glykogenspeicher rasch wieder auffüllen. Für Diabetiker ist Traubenzucker eine Art Erste-Hilfe-Maßnahme bei drohender Unterzuckerung (Hypoglykämie). Die oft in Apotheken-Tresen angebotenen „gesunden" Traubenzucker-Röllchen sind hingegen völlig überflüssig. Die Werbung hat es wirklich geschafft, Traubenzucker als wertvollen Energielieferanten zu deklarieren. Das ist in etwa so, als würde man Ihnen empfehlen, Ihr Haus mit Zeitungspapier zu heizen.

Nahrungsmittel-Beispiele zum Thema Kohlenhydrate

Nahrungsmittel	Alternative
Weißbrot	Vollkornbrot
Vollmilch-Schokolade	Schokolade mit mind. 80% Kakaoanteil
Pommes Frites, Potato Wedges	Salz- oder Petersilienkartoffeln
Weiße Nudeln	Vollkornnudeln
Weizennudeln	Dinkelnudeln
Weißer Reis	Naturreis
Früchte-Joghurt	Natur-Joghurt (evt. mit frischen Früchten)
Limonade, Fruchtsäfte	Wasser (mit Zitrone oder Ingwer)
(Butter-)Kekse	Hafer- oder Vollkornkekse
Knusper-Müsli	Hafer- oder Dinkelflocken mit wenig Trockenobst
Bananen, Trauben	Beeren, Melonen, Papaya, Avocado

Oft verwendete Lebensmittel und deren empfehlenswerte Alternativen.

Der Glykämische Index

Der Trend zu Low-carb-Diäten ist nicht zu übersehen. Eine Vielzahl von Diäten zielt auf die Einsparung von Kohlenhydraten ab. Zu Recht! Denn das Hauptproblem von Übergewicht ist meist nicht der Fettkonsum. Die Low-fat-Bewegung ist schon alt und hat bereits fast jeden Menschen erreicht. Jedoch ist in vielen Köpfen noch nicht angekommen, dass Kohlenhydrate nicht nur „gute" Energielieferanten sind. Mit jeder Portion Kohlenhydrate (= Zucker) setzen Sie einen Mechanismus im Körper in Gang, den Sie unbedingt kennen sollten.

Der Glykämische Index (GLYX) wurde ursprünglich für die Ernährungsplanung bei Diabetikern entwickelt. In den letzten Jahren hat dieses Maß jedoch auch bei der Gewichtsreduktion zunehmend an Bedeutung gewonnen.
Die normale Blutzuckerkonzentration liegt zwischen 60 – 100 Milligramm pro 100 Milliliter Blut. Eine möglichst hohe Konstanz des Blutzuckerspiegels ist für den Körper von großer Bedeutung. Der menschliche Organismus besitzt daher eine Vielzahl von Regelmechanismen, speziellen Hormonen, zur genauen Einstellung des Blutzuckers. Ein Anstieg der Blutglucose stimuliert die Bauchspeicheldrüse (Pankreas) und führt zu einer Abgabe von Insulin ins Blut.
Insulin ermöglicht die Aufnahme von Blutzucker in die Körpergewebe, ganz speziell in die Skelettmuskulatur und in das Fettgewebe. Die Umwandlung von überschüssigen Kohlenhydraten in Fett, mit nachfolgender Speicherung im Fettgewebe, erfolgt, wenn die Glykogenspeicher (Kohlenhydratspeicher) bereits gefüllt sind.

Merken Sie sich: Immer wenn Insulin in Ihrem Blut zirkuliert, gibt es keine effektive Fettverbrennung. Insulin bewirkt eine Speicherung, keine Verbrennung! Deshalb ist auch die Fettverbrennung morgens nach dem Aufstehen am effektivsten. Da Sie normalerweise die ganze Nacht nichts essen, ist Ihr Blutzuckerspiegel morgens tief, was bedeutet, dass sicher kein Insulin ausgeschüttet wird. Beste Voraussetzungen, um unerwünschte Rettungsringe zu verbrennen!

Kommt es nun durch die Aufnahme von Lebensmitteln mit hohem GLYX (z. B. Traubenzucker) zu einem raschen und starken Anstieg des Blutzuckers, reagiert die Bauchspeicheldrüse mit starker Insulinausschüttung. Diese wiederum bewirkt eine erhöhte Abgabe von Zucker aus dem Blut in die Gewebe. Reaktiv kann es nun zu einem starken Abfall des Blutzuckers kommen und damit zu einer Unterzuckerung (Hypoglykämie).

Was machen Sie, wenn Ihr Blutzuckerspiegel im Keller ist? Richtig, Sie greifen erneut zu Süßigkeiten, um Ihren Blutzucker wieder in den „angenehmen" Bereich zu bringen. Dieses Spiel geht nun so lange, bis die Tüte mit den Süßigkeiten leer ist. Der Genuss ist vorbei – wesentlich länger hält sich dann oft das schlechte Gewissen.

Bei der Kohlenhydratzufuhr ist es wichtig, zu hohe Blutzuckerschwankungen zu vermeiden. Die Kohlenhydrate sollten langsam und über einen längeren Zeitraum in das Blut übergehen. Dies verhindert eine hohe Insulinausschüttung und ein daraus resultierendes starkes Tief des Blutzuckerspiegels. Als Referenzwert des GLYX gilt Glucose mit einem glykämischen Index von 100.

Ein geringer Blutzuckeranstieg durch Nahrungsmittel mit niedrigem GLYX ist auch beim Abnehmen von enormer Bedeutung. Dadurch werden größere Schwankungen des Blutzuckers und damit verbundene Heißhungerattacken vermieden. Ein überschießender, die Fettverbrennung hemmender Insulinausstoß wird bei Speisen mit niedrigem GLYX ebenso gehemmt. Außerdem wird ein lang andauerndes Sättigungsgefühl erzielt, was die Bedeutung auch während der „Diät" unterstreicht.

Zu bedenken ist, dass bei der theoretischen Ermittlung des GLYX die Nahrungsmittel isoliert gegeben wurden, was in keiner Weise den natürlichen Essgewohnheiten entspricht. Hier werden vielmehr verschiedene Nahrungsmittel kombiniert zugeführt, was den Blutzuckerspiegel stark beeinflussen kann. So kommt es bei einer Kombination von Kohlenhydraten mit Fett, Protein und/oder Ballaststoffen zu einem langsameren Anstieg der Blutglukose als bei isolierter Gabe (z. B. Speiseeis und Schokolade besitzen trotz ihres hohen Gehalts an Einfachzuckern, aufgrund des Fettgehaltes, einen relativ niedrigen GLYX von 40 bis 60). Doch lassen Sie sich dadurch jetzt nicht zu diesen Lebensmitteln verführen – sie machen definitiv nicht schlank!

Sollten Sie ganz auf Kohlenhydrate verzichten, wird Ihr Körper eine Notversorgung errichten. Zur energetischen Notversorgung von glucoseabhängigen Organen (Gehirn, Zentrales Nervensystem) kann neue Glucose aus körpereigenem Eiweiß (Muskulatur) gebildet werden (Gluconeogenese). Hier wird ersichtlich, wie wichtig in diesem Fall eine eiweißreiche Ernährung ist, da Sie sonst wertvolle Muskulatur einbüßen.

Wenn Sie mehrere Stunden vor einer Bergtour Ihren Kohlenhydratspeicher mit lang anhaltender Energie in Form von Vollkornprodukten, einem Müsli mit langkettigem Zucker auffüllen, haben Sie Brennstoff für viele Stunden. Wenn die Tour viele Stunden dauert, essen Sie zwischendurch eine Banane und trinken Sie regelmäßig Wasser. Dies füllt einerseits Ihre Kohlenhydrat-Tanks wieder auf, andererseits wird Ihr Körper mit ausreichend Flüssigkeit versorgt. So macht wandern Spaß – mit vollen Kräften die Natur genießen.

Einige Hormone und deren Bedeutung für den Blutzuckerspiegel

Hormon	produzierende Drüse	auslösender Reiz	Wirkung
Insulin	Bauchspeicheldrüse (Pankreas)	Anstieg des Blutzuckers	Transport der Glukose in die Zelle, ➢ Abnahme des Blutzuckerspiegels
Glukagon	Bauchspeicheldrüse (Pankreas)	Abnahme des Blutzuckers	Verstärkung der Gluconeogenese in der Leber ➢ Anstieg des Blutzuckers
Adrenalin	Nebennierenmark	Stress, Blutzuckerabfall	Verstärkung des Glykogenabbaus in der Leber bzw. Glukosefreisetzung aus der Leber ➢ BZ-Anstieg
Kortisol	Nebennierenrinde	Stress, Blutzuckerabfall	Verstärkung des Eiweiß-Abbaus und dadurch der Glukoneogenese ➢ BZ-Anstieg

Blutzuckeranstieg bei Lebensmitteln mit hohem glykämischem Index

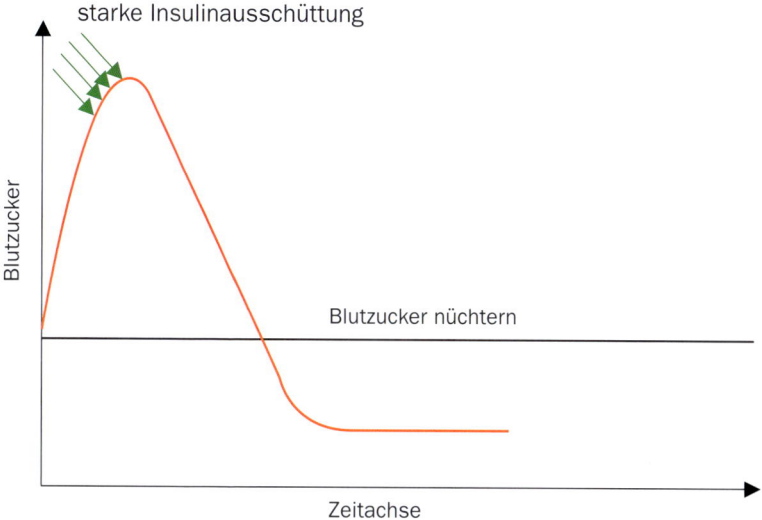

In diesem Beispiel sehen Sie den Blutzuckerverlauf, nachdem Sie Kohlenhydrate mit hohem glykämischem Index gegessen haben. Der Blutzucker steigt schnell und rasch an, was eine hohe Insulinausschüttung mit sich bringt. Bereits kurze Zeit später ist Ihr Blutzuckerspiegel wieder im Keller und Sie verlangen erneut nach Zucker.

Im Alltag kann das sein:

· Süßigkeiten
· Traubenzucker!
· Weißbrot
· Helle Nudeln (lange gekocht)
· Limonade

Blutzuckeranstieg bei Lebensmitteln mit niedrigem glykämischem Index

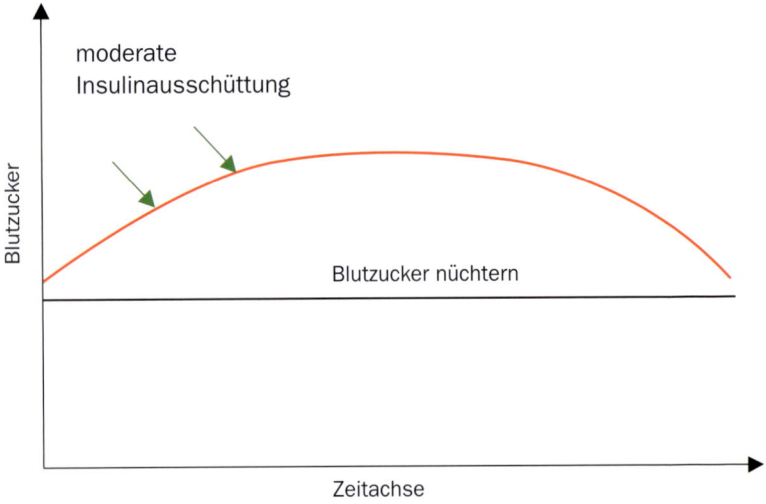

In diesem Beispiel sehen Sie den Blutzuckerverlauf, nachdem Sie Kohlenhydrate mit niedrigem glykämischem Index gegessen haben. Der Blutzucker steigt langsam an, was eine kontrollierte Insulinausschüttung zulässt. Ihr Blutzuckerspiegel bewegt sich im Sollbereich. Das bedeutet, dass Sie keinen Hunger haben und volle Leistungsfähigkeit abrufen können.

Im Alltag kann das sein:

· Vollkornbrot
· Müsli
· Dinkelnudeln (al dente)
· Vollkornreis
· Gemüse

Glykämischer Index verschiedener Nahrungsmittel

Bier		110
Glukose		100
Chips		92
Pommes Frites	hoher	92
Honig	glykämischer Index	85
Cornflakes		85
Puffreis (Reiswaffeln)		85
gekochte Karotten		85
Coca-Cola		80

Weissbrot (Toast)		75
Vollmilch-Schokolade		72
Teigwaren, Ravioli		70
Kartoffeln		65
Dörrobst	mittlerer	65
Ananas	glykämischer Index	62
Bananen		60
Melone		60
Konfitüre		60
Naturreis		55

Kleie		50
Haferflocken		45
Vollkornnudeln		42
Vollkornbrot		40
Apfel	niedriger	38
Karotten, roh	glykämischer Index	35
Joghurt		33
Dunkle Schokolade		22
Fruchtzucker		20
Tomaten		15

Ballaststoffe

Wie irreführend Namen doch sein können. Dafür sind die Ballaststoffe ein gutes Beispiel. Obwohl sie nahezu unverdaulich sind, sind sie keineswegs überflüssig.
Im Gegenteil: Für eine regelmäßige, gesunde Verdauung und für den Schutz vor vielen Krankheiten sind Ballaststoffe unerlässlich.

Das einzige, was noch an die frühere Bedeutung dieser Nahrungsbestandteile erinnert, ist ihr Name. Früher ging man davon aus, dass diese unverdaulichen Fasern für den Körper unnütz – eben Ballast – seien.
Heute ist klar, dass Ballaststoffe wichtige Funktionen im menschlichen Körper haben. Sie kommen in pflanzlichen Lebensmitteln vor, insbesondere in Vollkornprodukten und Hülsenfrüchten.

Unter Ballaststoffen versteht man Nahrungsbestandteile, die unsere Verdauungsenzyme nicht oder nur teilweise aufspalten können.

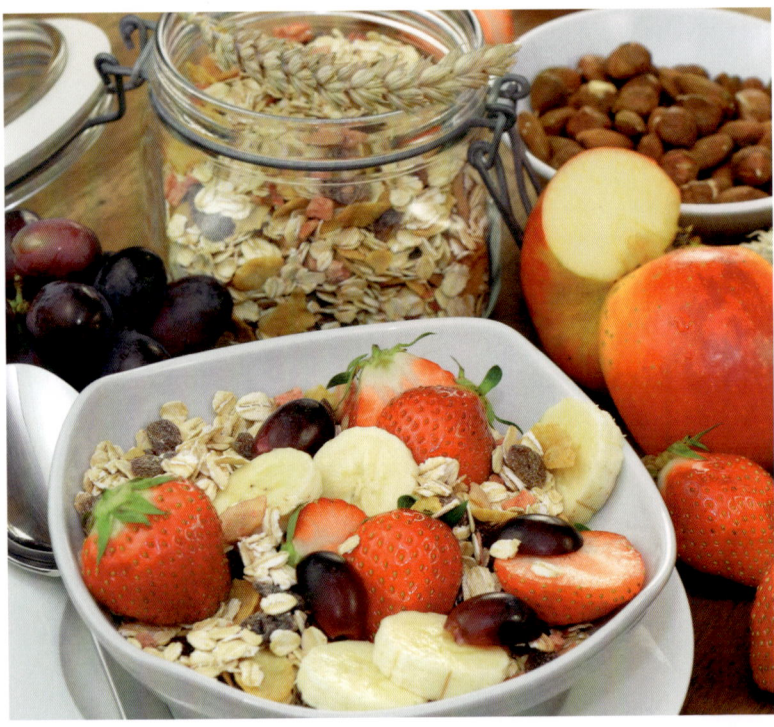

Wenn Sie noch nicht ausreichend Ballaststoffe essen, ist es wichtig, die Kost langsam umzustellen.

Die Ballaststoffe lassen sich in lösliche und unlösliche Ballaststoffe einteilen.

Lösliche Ballaststoffe sind:
· Pektin (Obst und Gemüse)
· Beta-Glukan aus Haferkleie

Unlösliche Ballaststoffe sind:
· Zellulose (Getreide, Obst und Gemüse)
· Hemizellulose (Getreide und Hülsenfrüchte)
· Lignin (Obst, Gemüse und Getreide)

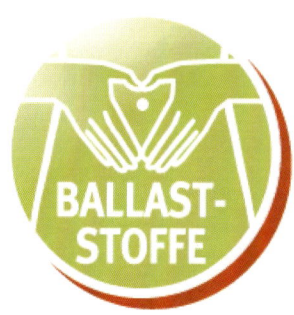

Vom Putzteufel für den Darm zum Schutzstoff für die Gesundheit!

Hier die TOP-Fünf-Aufgaben der Ballaststoffe:
· erhöhen den Sättigungsgrad
· verbessern die Darmtätigkeit
· senken das Darmkrebsrisiko
· positiver Effekt auf den Blutzucker
· Risikosenkung der koronaren Herzkrankheit (Herzinfarkt)

Das „Liebespaar"

Ballaststoffe und Wasser sind zwei starke Partner. Wenn Sie genügend trinken, schaffen Sie die Grundlage, dass die pflanzlichen Faserstoffe richtig aufquellen können. Stellen Sie sich das wie eine Art Reinigungskommando Ihres Darmes vor. Diese Ballaststoffe schlängeln sich gewissenhaft durch Ihren Magen-Darm-Trakt und entfernen krankmachende Partikel (so genannte karzinogene Stoffe).

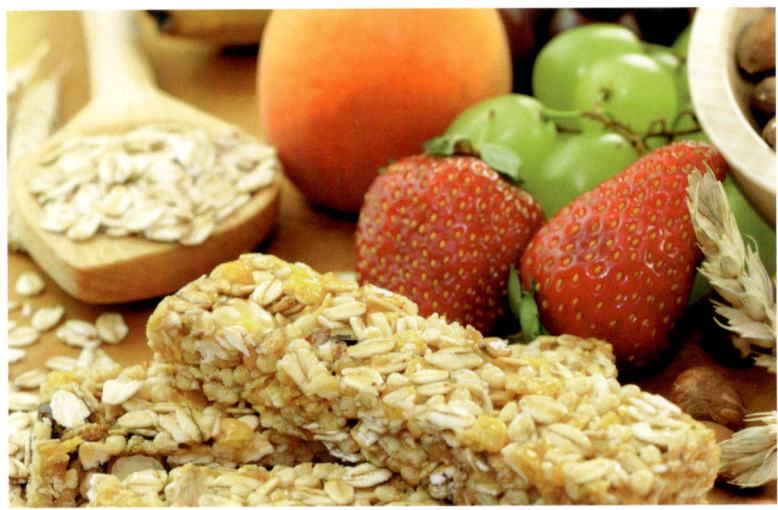

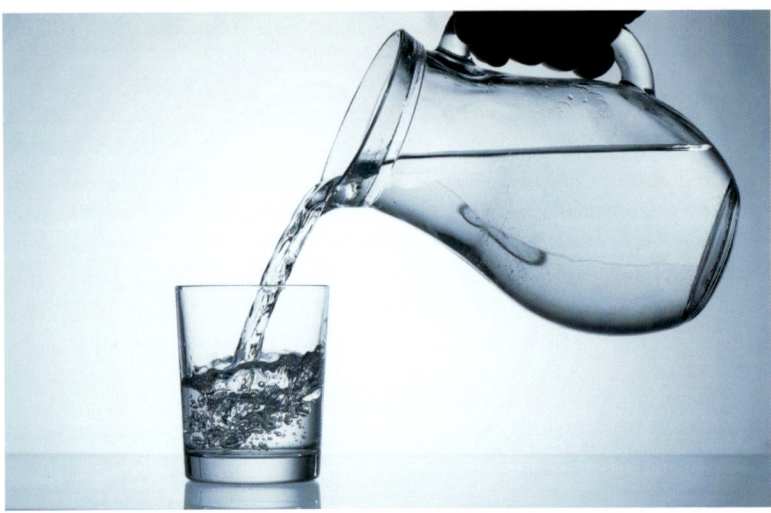

Eiweiß – brauche ich das?

Frank Kranks Gewissen bezüglich gesunder Ernährung ist beruhigt. Immerhin isst er mindestens dreimal am Tag und startet mit dem – so oft zitierten – gesunden Frühstück. Zum Tagesstart gibt es Brot mit Butter und Marmelade. Dazu trinkt er einen Kakao – wohlgemerkt aus dem Bioladen.
Mittags gönnt er sich eine Portion Nudeln mit Gemüse. Nachmittags eine Banane, bevor er zum Abendessen wieder Brot mit wenig Schinken verspeist – natürlich die magere Variante.
Frank ist kein Ernährungsexperte. Darum entgeht ihm auch, dass er sich fast ausschließlich von Kohlenhydraten ernährt. Sein 90 Kilogramm schwerer Körper benötigt aber auch Eiweiß. Und zwar mindestens 90 Gramm pro Tag. Da Frank keinen Sport treibt, würde ihm diese Menge völlig ausreichen. Jede seiner Zellen benötigt als Bausubstanz Eiweiß. Es ist also nicht verwunderlich, dass Frank Kranks Nachname öfters Programm ist und auch sein Erscheinungsbild nicht für das blühende Leben steht.

Eiweiß ist zurzeit in aller Munde – und genau dort gehört es hin! Ja, Sie brauchen diesen Nährstoff. Und zwar täglich.
Ihre Zellen – von denen Sie zirka **10.000 Milliarden (= 100 Billionen)** besitzen – bestehen aus Eiweiß. Ihr Körper befindet sich in einem ständigen Auf- und Abbau. Bei einem erwachsenen Menschen sterben in jeder Sekunde rund 50 Millionen Zellen ab. Zum Glück werden in jeder Sekunde auch beinahe genauso viele Zellen neu gebildet, sodass die Bilanz unter dem Strich fast ausgeglichen ist. Aber eben nur fast, denn der erwachsene Mensch baut nach und nach ab. Wie schnell das vonstatten geht, entscheiden Sie durch Ihren Lebensstil maßgeblich mit.
Beispielsweise ist nach nur acht Tagen die Oberfläche Ihrer Lunge ausgetauscht. Raucher haben aber Pech: Der Teer, der sich durch das Rauchen in der Lunge ablagert, bleibt viel länger dort kleben – etwa ein ganzes Jahr. Ihre Haut regeneriert sich, Ihr Darm wird täglich erneuert, Ihre Blutkörperchen werden ständig neu produziert. Für alle diese Vorgänge ist Eiweiß DER Baustoff!

Kämen Sie auf die Idee, ein Haus zu bauen ohne Ziegel, Beton, Holz oder andere Baumaterialien? Wohl kaum!
Erstaunlicherweise kümmern sich jedoch (zu) wenige Menschen um Ihren Körperbaustoff! Aus schlechten Nahrungsmitteln können Sie keinen gesunden und schönen Körper formen! Von der Leistungsfähigkeit ganz abgesehen!

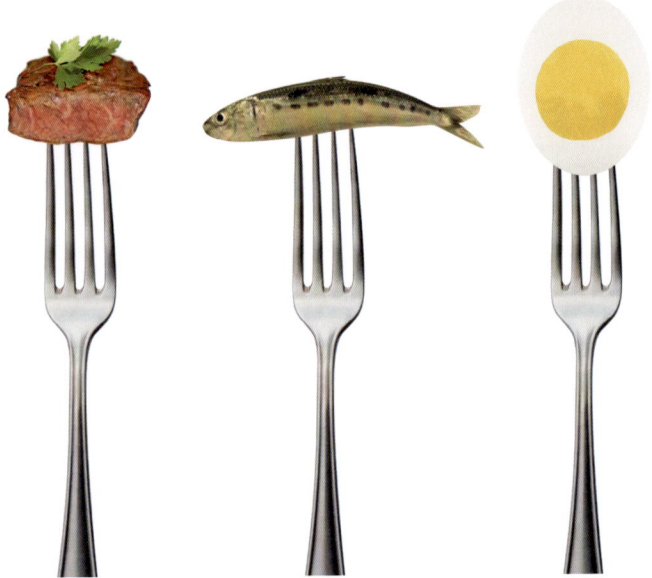

Das Wort Protein (= Eiweiß) stammt vom griechischen Wort „protos" und bedeutet das Erste! Aus dieser Herleitung können Sie die Wichtigkeit dieses Nährstoffs erahnen. Insbesondere Ihre Muskeln sind auf eine regelmäßige Zufuhr angewiesen. Am besten, Sie liefern mit jeder Mahlzeit hochwertiges Eiweiß in Form von Fisch, Fleisch, Magertopfen, Sojaprodukten oder auch Frischkäse.

Wenn Sie Ihrem Körper dieses Eiweiß vorenthalten, „versorgt" er sich selbst damit! Wie? Er geht an die körpereigenen Depots – und das sind Ihre Muskeln! Wenn Sie also Ihre Muskeln „verschenken" wollen und einen schlaffen Körper bevorzugen – verzichten Sie auf Eiweiß in Ihrer Ernährung!

Wenn Sie dagegen gesund, topfit und leistungsfähig sein wollen, geben Sie Ihrem Körper, was er täglich braucht – Eiweiß!

Ihr Körper kann Eiweiß nicht lange speichern. Somit sind Sie auf eine regelmäßige Zufuhr angewiesen. Stellen Sie sich das wie ein Fließband vor, auf dem ständig neues Eiweiß angeliefert werden muss. Wenn sich auf Ihrem Fließband ausschließlich Kohlenhydrate und/oder Fette befinden, wird sich Ihr Körper an den körpereigenen Eiweißdepots bedienen – bei den hart erarbeiteten Muskeln. Das muss nicht sein, oder?

Eiweiß im Sport

Es gibt sehr viele verschiedene Arten von Protein. Wenn Sie es ganz genau nehmen, ja fast schon eine Wissenschaft daraus machen wollen, können Sie diese unterschiedlichen Proteinarten gezielt einsetzen.

So wird beispielsweise Molkeneiweiß (Whey-Protein) sehr rasch vom Körper verdaut und steht dadurch schnell zur Verfügung. Speziell nach sportlicher Tätigkeit dient dieser Eiweißlieferant der schnellen Regeneration Ihrer beanspruchten Muskulatur.

Wenn Sie hingegen Ihren Körper für die nächtlichen Aufbau- und Erholungsprozesse wappnen wollen, ist Milchprotein das Mittel der Wahl. Das Eiweiß Casein aus Milchprodukten wird vom Körper langsam verarbeitet und bietet somit eine lang anhaltende Baustoffquelle für die ganze Nacht.

Morgens hingegen ist Molkeneiweiß wieder besser, da über Nacht die Reserven aufgebraucht sind und diese Proteinart eben schnell verdaut wird und somit rasch zur Verfügung steht.

Sie sehen, man kann hier schon sehr genau arbeiten – muss aber nicht sein. Wichtig ist, dass Sie für eine regelmäßige und ausreichend hohe Zufuhr von Proteinen sorgen…

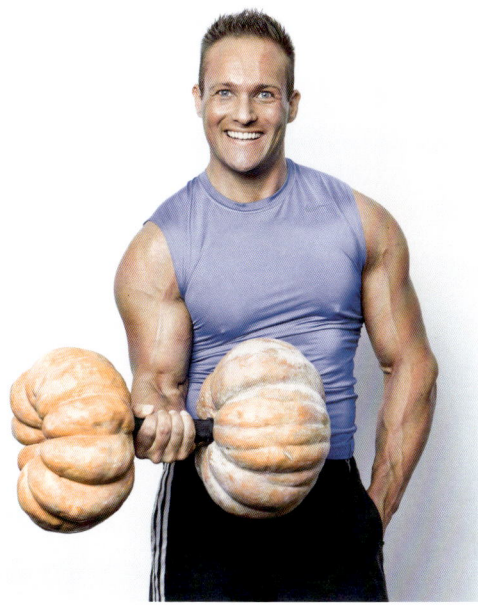

Energiereiche und gesunde Ernähung ist die Basis im Sport.

Eiweiß und die Trias Vitamin B6, Wasser und Kalzium

Um Proteine im Körper optimal zu verarbeiten, braucht Ihr Körper bestimmte Hilfsstoffe. Im Eiweißstoffwechsel ist dies z. B. Vitamin B6. Das bedeutet, je mehr Eiweiß Sie essen, desto mehr Vitamin B6 benötigen Sie.

Zudem sollten Sie mit erhöhtem Eiweiß-Konsum auch die Trinkmenge erhöhen! Das fördert die Ausscheidung des Stoffwechsel-Endprodukts Harnstoff.

Da Eiweiß – wie Kaffee und Alkohol – auch zu einer vermehrten Kalziumausscheidung beiträgt, ist es ratsam, auf eine ausreichende Kalziumzufuhr zu achten. Aber bitte nicht mit Milch (siehe Kapitel: Das Milchmärchen, ab Seite 211).

Brit Fit hat erkannt, dass sie mit regelmäßiger Eiweißzufuhr ihre Gesundheit und Fitness vorantreibt. Morgens gibt's ein Müsli mit Getreideflocken, Obst und Magerquark. Mittags kocht Brit eine warme Mahlzeit mit Reis, Gemüse und Fisch. Abends isst sie gerne Brot mit Tomaten, Gurken und Eier. Durch diese regelmäßige Proteinzufuhr versorgt Brit ihren Körper mit dem lebenswichtigen Baustoff. Seit Miss Fit so konsequent auf ihre Eiweißversorgung achtet, hat sich ihr Hautbild verbessert, ihre Muskeln sind wohlgeformter und sie fühlt sich nach dem Essen länger satt.

Aufgaben von Eiweiß

· Eiweiße sind die Grundbausteine der Zellen aller Lebewesen. Ohne Eiweiß gibt es kein Leben. Dabei hat jedes Lebewesen seine individuelle Eiweißzusammensetzung, so dass es recht schwierig ist, von einem Organismus auf den anderen Organe, Blut oder Gewebe zu übertragen (Transplantation).

· Ihr Immunsystem besteht aus zirka 1,5 Kilogramm Eiweiß. Antikörper, Leukozyten und Fresszellen – alle bestehen aus Eiweiß. Und wenn Sie krank sind, benötigt Ihr Immunsystem zirka 30 Prozent mehr Eiweiß. Jetzt müssen Millionen von Abwehrzellen stark für die Virenbekämpfung sein.

· Als Enzyme (biologische Katalysatoren) steuern Eiweißstoffe alle biochemischen Prozesse.

- Viele Proteine haben Transportaufgaben; so transportiert zum Beispiel der rote Blutfarbstoff (Hämoglobin) Sauerstoff, die Plasmaproteine Nährstoffe und Stoffwechselprodukte.

- Schließlich sind Proteine die wichtigsten Strukturelemente des Organismus. Einmal als Grundbaustein der Muskelfasern, dann als Gerüst- und Schutzelemente der Knorpelsubstanz, der Knochen, der Sehnen und der Haut.

Trotz der Vielzahl unterschiedlichster Eiweißkombinationen liegen ihnen nur wenige einzelne Bausteine – die so genannten Aminosäuren – zugrunde.

Essentielle Aminosäuren	Semi-Essentielle Aminosäuren	Nichtessentielle Aminosäuren
Isoleucin	Arginin	Alanin
Leucin	Histidin („fast" essentiell)	Taurin
Lysin		Asparaginsäure
Methionin		Cystin
Phenylalanin		Glutaminsäure
Threonin		Glycin
Tryptophan		Hydroxyprolin
Valin		Prolin
		Serin
		Tyrosin

Eiweißbausteine, sogenannte Aminosäuren

Aminosäuren

Stellen Sie sich eine Mauer vor. Eine Mauer besteht aus vielen einzelnen Ziegeln. Die ganze Mauer nennt sich Eiweiß. Die einzelnen Ziegel daraus nennen sich Aminosäuren. Somit ergibt eine Aneinanderkettung von Aminosäuren das Eiweiß.

Insgesamt gibt es für den Menschen 20 verschiedene Aminosäuren, die allerdings eine unvorstellbar große Zahl von Verknüpfungsmöglichkeiten (10^{130}) bieten.

Wie bei den anderen Nährstoffen gibt es auch bei den Aminosäuren solche, die der menschliche Organismus nicht selbst bilden kann. Diese nennt man essentielle Aminosäuren. Für den Menschen sind acht Aminosäuren essentiell, was bedeutet, dass sie mit der Nahrung von außen zugeführt werden müssen.

Unser Nahrungseiweiß hat die Aufgabe, Aminosäuren zum Aufbau körpereigener Eiweißstoffe zu liefern. Daher ist es nicht ganz richtig, wenn man von einem minimalen oder optimalen Eiweißbedarf spricht, da es nicht nur auf die Menge von Eiweiß, sondern auf den Gehalt von essentiellen Aminosäuren ankommt (= Qualität). Der Bedarf an den einzelnen Aminosäuren ist je nach Lebensalter und körperlicher Belastung verschieden. Die Qualität der Nahrungseiweiße bemisst sich nach dem Anteil essentieller Aminosäuren.

Um Missverständnisse zu vermeiden, sollte unterstrichen werden, dass auch die nicht-essentiellen Aminosäuren für die optimale Struktur und Funktion des Körpers unverzichtbar sind.

Im Allgemeinen sind tierische Eiweiße hochwertiger als pflanzliche Eiweißlieferanten.

Fakt ist, dass wir genetisch dem Tier näher sind als einer Sonnenblume – auch wenn sich das manche Menschen gerne anders wünschen.

Dies bedeutet nicht, dass eine Aminosäure, die aus einer Pflanze stammt, minderwertiger ist als die gleiche Aminosäure tierischer Herkunft. Bezogen auf die einzelnen Aminosäuren bestehen keine qualitativen Unterschiede.

Die höhere Qualität der tierischen Eiweiße ergibt sich aus der Tatsache, dass:

- es sich um vollwertige Eiweiße handelt, die stets alle essentiellen Aminosäuren enthalten,
- diese essentiellen Aminosäuren in besonders großer Menge vorhanden sind.

Der Körper ist in der Herstellung seiner Struktur stets auf die Verfügbarkeit aller Aminosäuren angewiesen. Besteht nur bei einer einzigen Aminosäure ein Engpass, so ist die Proteinsynthese (körpereigene Eiweiß-Herstellung, z. B. für Muskeln) blockiert. Die Verwendung tierischer Eiweiße als Proteinquelle garantiert somit eine besonders hochwertige Versorgung mit Aminosäuren.

„Wer Eiweiß sät,

wird Muskeln ernten!"

Qualitätsmerkmal – die biologische Wertigkeit (BW)

Die biologische Wertigkeit der Nahrungseiweiße gibt an, wie viele Gramm Körpereiweiß durch 100 Gramm des betreffenden Nahrungseiweißes aufgebaut werden können. Je höher die BW eines Eiweißlieferanten ist, desto weniger braucht der menschliche Körper, um seinen täglichen Bedarf abzudecken.

Eine biologische Wertigkeit von 100 bedeutet aber nicht, dass das betreffende Protein zu 100 Prozent in körpereigenes Eiweiß umgewandelt werden kann. Hierbei handelt es sich mehr um eine Vergleichsgröße. Bei der biologischen Wertigkeit eines Hühnereis (BW 100) kann unser Körper zirka 35 Gramm körpereigenes Eiweiß synthetisieren (herstellen).

Bei der Eiweißaufnahme sollten Sie darauf achten, dass Sie nicht gleichzeitig zu große Mengen an unerwünschten Begleitstoffen wie Cholesterin, Fett und Purin aufnehmen. Purinhaltige Nahrungsmittel liefern im Stoffwechsel als Endprodukt Harnsäure, die sich in den Nieren, Gelenken und Sehnen ablagern.

Wenn Sie verschiedene Nahrungsmittel kombinieren, können Sie die biologische Wertigkeit stark erhöhen. Mischen Sie beispielsweise Kartoffeln und Eier, erhalten Sie die höchste natürliche Eiweiß-Qualität. Besonders Vegetariern und Veganern sind derlei Mischungen zu empfehlen, da aufgrund fehlenden tierischen Eiweißes diese Nährstoffe oft zu kurz kommen!

Biologische Wertigkeit einzelner Lebensmittel

Nahrungsmittel	Biologische Wertigkeit
Vollei (Eigelb und Eiweiß)	100
Fisch	94
Milch	88
Soja	84
Reis	70
Kartoffeln	70
Weizen	56
Cornflakes	15

Biologische Wertigkeit von Nahrungsmittel-Kombinationen

Proteingemisch		Biologische Wertigkeit
Vollei und Kartoffeln	(35 % / 65 %)	137
Vollei und Milch	(71 % / 29 %)	122
Vollei und Weizen	(68 % / 32 %)	118
Milch und Weizen	(75 % / 25 %)	105
Bohnen und Mais	(52 % / 45 %)	101

Purinhaltige Nahrungsmittel

Puringehalt pro 100 g Nahrungsmittel		
über 200 mg Purin	zwischen 50 mg – 200 mg Purin	purinfreie Lebensmittel
Hirn, Leber, Nieren, Fleischextrakt, Heringe, Sardellen, Sardinen	Fleisch, Geflügel, Wild, Wurstwaren Hummer, Muscheln, Hülsenfrüchte, Spargel	Eier, Milch, Milchprodukte

Purine sind Substanzen in Lebensmitteln. Sie sind Bestandteil jeder Zelle und für die Erbsubstanz und den Aufbau neuer Zellen notwendig.

Beim Abbau der Purine aus der Nahrung entsteht Harnsäure. Bei manchen Menschen kann diese nicht in ausreichender Menge ausgeschieden werden, was zu einem erhöhten Harnsäurespiegel im Blut führen kann. Dieser kann durch Ablagerungen in den Gelenken zu Gicht führen. Als Folge der Gicht kann es auch zu Störungen der Nierenfunktion oder zu Nierensteinen kommen. Daher sollte die tägliche Purinzufuhr auf max. 500 Milligramm gesenkt werden.

Aus diesem Grund sollten speziell Innereien nicht zu oft auf Ihrem Speiseplan stehen. Generell liefert Fleisch mehr Purine, was bei entsprechender Vorbelastung reduziert werden sollte. In 0,5 Litern Bier sind 75 Milligramm Purin enthalten.

Wein hingegen ist frei von Purinen. Das heißt allerdings nicht, dass Sie diesen vergorenen Traubensaft bedenkenlos genießen sollten. Denn der Alkoholgehalt des Weines beeinflusst seinerseits die Harnsäurewerte.

Hochwertige Eiweißquellen

Geflügel (Bio)	24 g	• hoher Eiweißgehalt
Wildfleisch	24 g	• hochwertiges Protein
Lachs, Makrele, Hering	19 g	(reich an essentiellen
Kalbfleisch (Bio)	21 g	Aminosäuren)
Magertopfen	12 g	• fettarme Produkte (außer
Hüttenkäse	14 g	Fisch = „gutes" Fett)
Soja-Granulat	65 g	• reich an positiven Begleit-
Süßwasserfische	18 g	stoffen z. B. Eisen, Jod

Eiweißgehalt pro 100 Gramm

Wenig empfehlenswerte Eiweißquellen

Wurstwaren	15 g	• sehr fettreich
Thunfisch in Öl	21 g	• schwer verdaulich
Innereien	15 g	• reich an negativen Begleit-
Käse	18 g	stoffen z. B. Cholesterin,
Sahnejoghurt	4 g	Purin

Eiweißgehalt pro 100 Gramm

Fett

Frank Krank liebt Fastfood. Zwei- bis dreimal pro Woche fährt Frank ganz sportlich zum Drive-in-Schalter. Sein Favorit: „Big Mac Menü". Ein Burger, Pommes und eine kleine Coca-Cola. Frank ist nicht bewusst, dass er mit diesem „Futter" zirka 1.100 Kalorien zu sich nimmt – wobei über 50 Prozent dieser Kalorien aus Fett stammen…

Fett ist wohl der am meisten missverstandene Nährstoff überhaupt. Nach dem Motto „Fett macht fett" haben die meisten Menschen gelernt, dass Fett unser Feind ist. Fett macht dann dick, wenn Sie diesen Nährstoff in Verbindung mit Kohlenhydraten essen. Das ist zum Beispiel dann der Fall, wenn sich die (an sich gesunden) Nüsse in *Toffifee* verstecken.

Aus meiner Sicht ist Fett NICHT verantwortlich für die meisten Figurprobleme. Zu lange ist die Low-fat-Welle bereits in den Köpfen der Menschen. Überall wird heute Fett eingespart. Halbfett-Butter, Halbfett-Milch, fettarmer Joghurt, 1-Prozent-Fett-Schinken usw.

Warum? Weil es sich gut verkaufen lässt. Die Menschen sind auf das Thema Fett sensibilisiert. Wo „0 Prozent Fett" drauf steht, muss Gesundheit drin sein. Leider ist dem nicht so. Es ist zwar wenig Fett enthalten, doch schmecken soll es ja auch noch. Und hierfür findet die Lebensmittelindustrie natürlich eine Lösung.

Ein anderer Geschmacksträger neben Fett ist Zucker. Und da auch hier Menschen bereits immer öfter drauf achten, steht nicht Zucker dort, sondern Saccharose, Dextrose, Mannose – eben auch ZUCKER, nur „wissenschaftlicher" formuliert. Speziell bei Joghurt werden hier oft mächtige Kalorienbomben produziert – auf Basis von Zucker = Kohlenhydrate!

Beim Einkaufen beobachte ich öfters, was andere Menschen vor mir auf das Band an der Kasse legen. Mein Favorit: der Joghurtbecher im 1-Kilogramm-Kübel – Hauptsache günstig. Was die meisten Menschen sicher nicht bedenken, ist, dass dieser Mix aus Fett und Zucker einen ganzen Tagesbedarf an Kalorien abdeckt! Natürlich isst nicht jeder die ganze Menge auf einmal, doch sehr lange halten diese Packungsgrößen von lecker schmeckendem Joghurt meist nicht.

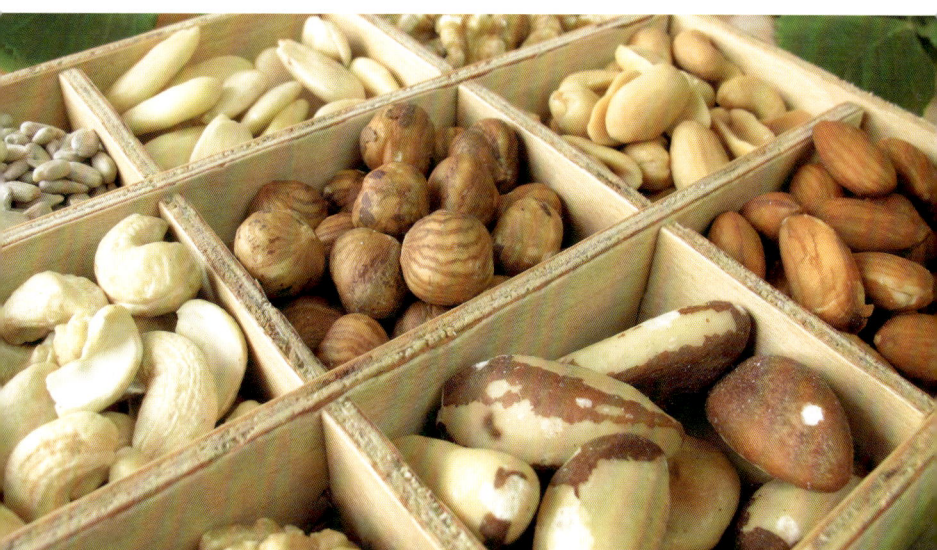

Nüsse liefern gesundes Fett. 10 bis 30 Gramm reichen aber aus!

Einteilung von Nahrungsfetten

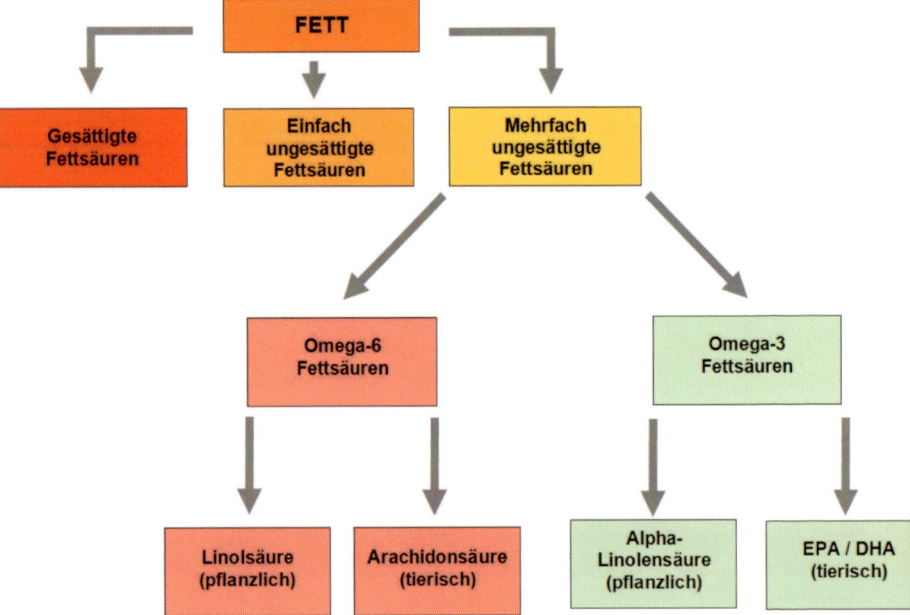

Fette dienen hauptsächlich der Energiegewinnung, denn ein Gramm Nahrungsfett liefert 9,3 kcal. In der Nahrung transportieren Fette die fettlöslichen Vitamine A, D, E und K. (Merktipp: Österr. Lebensmittelkette „ADEG"). Ohne Fett können diese Vitalstoffe nicht im Darm resorbiert (aufgenommen) werden.

Ein geringer Teil der Fette, die mehrfach ungesättigten Fettsäuren, sind sogar essentiell (müssen von außen zugeführt werden), da der Körper sie nicht selbst herstellen (synthetisieren) kann.
Fette regulieren die Durchlässigkeit der Haut, sind Vorläufersubstanzen für Hormone und Bestandteile von biologischen Membranen (dünne Zellschichten).

Einteilung der Fette in:

· Triglyceride (Neutralfette)
  - gesättigte Fettsäuren
  - einfach ungesättigte Fettsäuren
  - mehrfach ungesättigte Fettsäuren
· Lipoide (fettähnliche Substanzen)
  - Cholesterin
  - Lipoproteine (HDL, LDL)

Gesättigte Fettsäuren

Diese Fettsäuren haben bei Raumtemperatur eine feste Konsistenz und sind durch schwerere Verdaulichkeit gekennzeichnet. Sie führen bei erhöhtem Verzehr zu einer Erhöhung des Cholesterinspiegels, insbesondere des gefäßaggressiven LDL-Cholesterins.

Gesättigte Fettsäuren werden in der heutigen Ernährung bevorzugt aufgenommen, was aus gesundheitlicher Sicht negativ zu bewerten ist. Durch die Erhöhung des Cholesterinspiegels im Blut steigt die Gefahr der vorzeitigen Arterienverkalkung. Weiters kommt es zu einer Verschlechterung der Insulinempfindlichkeit der Zellen (➤ Diabetes Typ II). Dies führt wiederum zu höherem Insulinspiegel im Blut und zu vermehrter Fettspeicherung im Gewebe.
Ferner wird ein hoher Konsum von gesättigten Fettsäuren mit verschiedenen Krebsarten in Verbindung gebracht.
Reichlich gesättigte Fettsäuren finden sich in Fleischwaren, Molkereiprodukten, Gebäck und Süßwaren. Besonders hier sind größere Mengen versteckt („versteckte Fette").

Einfach ungesättigte Fettsäuren

Diesen Fettsäuren werden gesundheitspositive Effekte zugeschrieben. Sie sollen zur Senkung des „schlechten" LDL-Cholesterins beitragen und können somit der Arterioskleroseprophylaxe dienen. Der reichliche Konsum von Olivenöl in Mittelmeerländern wird – neben anderen Faktoren – als wesentliche Ursache für die niedrige Herzinfarktrate in diesen Regionen angesehen.

Mehrfach ungesättigte Fettsäuren

Diese Fettsäuren haben bei Raumtemperatur eine flüssige Konsistenz und sind im Vergleich zu gesättigten Fettsäuren leichter verdaulich. Sie werden vom Körper auch bei erhöhter Zufuhr – im Gegensatz zu gesättigten Fettsäuren – kaum als Körperfett gespeichert. Lange Zeit wurden die mehrfach ungesättigten Fette unkritisch als gesundheitspositiv empfohlen. Bei intensiverer Betrachtung stellt sich heraus, dass diese Fettsäuren genauer unterschieden werden müssen. Bei mehrfach ungesättigten Fettsäuren unterscheiden wir zwischen Omega-6- und Omega-3-Fettsäuren.

Das Verhältnis ist entscheidend

Das Verhältnis von Omega-6- zu Omega-3-Fetten sollte bei 4:1 liegen. In den Industrieländern liegt das Verhältnis bei zirka 20:1! Durch zu viel Omega-6, z. B. in Form von Maiskeimöl, Margarine und Sonnenblumenöl, ergibt sich dieses ungünstige Verhältnis. Darum verwundert es nicht, dass sehr viele „Zivilisationskrankheiten" auch ihren Ursprung in unserer Ernährung haben.

Die Evolution hat den menschlichen Stoffwechsel über Millionen von Jahren ausgetüftelt. In der Evolution lag das Verhältnis bei 4:1 oder bei 1:1 in der Steinzeit. Wir können dieses uralte Stoffwechselprogramm nicht austricksen. Der Körper ist nicht auf die Flut von Omega-6-Fetten eingestellt.

Ein gesundes Verhältnis von 4:1 lässt sich durch regelmäßigen Konsum von Leinsamenprodukten und Meeresfisch verbessern. Zudem ist es wichtig, die Omega-6-Lieferanten einzusparen. Diese sind beispielsweise Distel-, Sonneblumen- oder Weizenkeimöl und tierische Fette.

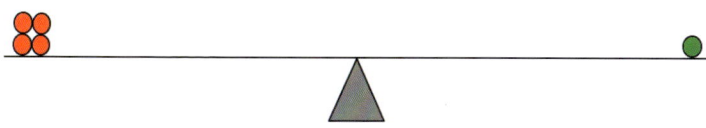

Ω 6 zu Ω 3 = 4 : 1 ➢ SOLL ☺

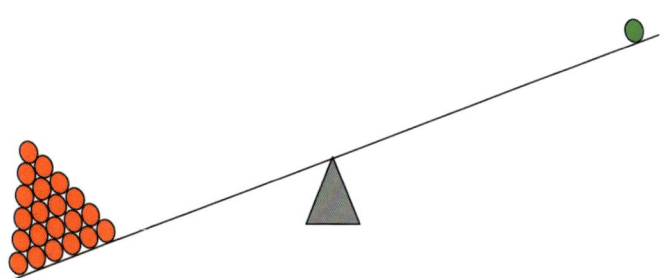

Ω 6 zu Ω 3 = 20 : 1 ➢ IST ☹

Die Folgen

Die Flut an Omega-6-Fetten führt dazu, dass zu viele gesundheitsschädliche Prozesse im Körper gefördert werden.
Aus pflanzlicher Linolsäure oder aus tierischer Arachidonsäure („Fleischfett") werden Gewebehormone produziert, die die typischen Zivilisationskrankheiten vorantreiben.
Aus pflanzlicher Alpha-Linolensäure und EPA/DHA aus Fisch werden dagegen Gewebehormone produziert, die unserer Gesundheit zuträglich sind.

Tauschen Sie öfter mal eine Omega-6-haltige Fleischmahlzeit gegen Fisch mit seinen vielen Omega-3-Fetten aus. Nur bei Omega-3-Fetten besteht heute ein Mangel in der Bevölkerung. Es ist das einzige Fett, von dem Sie wirklich mehr bekommen sollten.

Die Alpha-Linolensäure und die Fischöle (EPA und DHA) zählen zu den Omega-3-Fettsäuren und sind essentiell. Alpha-Linolensäure kommt ausschließlich in pflanzlichen Nahrungsmitteln vor und ist wesentlich seltener als die Linolsäure (Omega-6).

Die wichtigsten pflanzlichen Omega-3-Lieferanten sind:
· Leinsamen und Leinsamenöl
· Walnüsse und Walnussöl

So kaufen Sie Omega-3-Öle:
· Achten Sie auf die Bezeichnung „natives" Öl.
· Kaufen Sie nur „dunkle" Flaschen mit möglichst langem Haltbarkeitsdatum.
· Am besten sind diese empfindlichen Öle im Kühlregal gelagert; zu Hause im Kühlschrank.
· Verwenden Sie diese Öle für kalte Speisen, und brauchen Sie diese schnell auf.

Die so genannten Fischöle EPA (Eicosapentaensäure) und DHA (Docosahexaensäure) kommen in fetten Meeresfischen wie Hering, Lachs und Makrele vor. Ihnen wird eine besondere Bedeutung bei der Prävention von Herz-Kreislauferkrankungen zugeschrieben.

Weitere gesundheitsfördernde Effekte:

- Verbesserung der Blutfettwerte
- Erhöhung der Insulinempfindlichkeit der Zellen
- Verminderung der Verklumpung von Blutplättchen (Prophylaxe für z. B. Herzinfarkt, Schlaganfall)
- Senkung des Blutdrucks
- Unterstützung von Gehirn und Nervenzellen
- Wirken als Antioxidans und gegen Entzündungen wie Arthritis, Neurodermitis, Arteriosklerose

Fetter Kaltwasserfisch wie Makrele, Hering und Lachs sind wesentlich gesünder als magerer Fisch. Denn je fettreicher der Kaltwasserfisch, desto mehr Omega-3-Fette EPA und DHA sind darin enthalten.

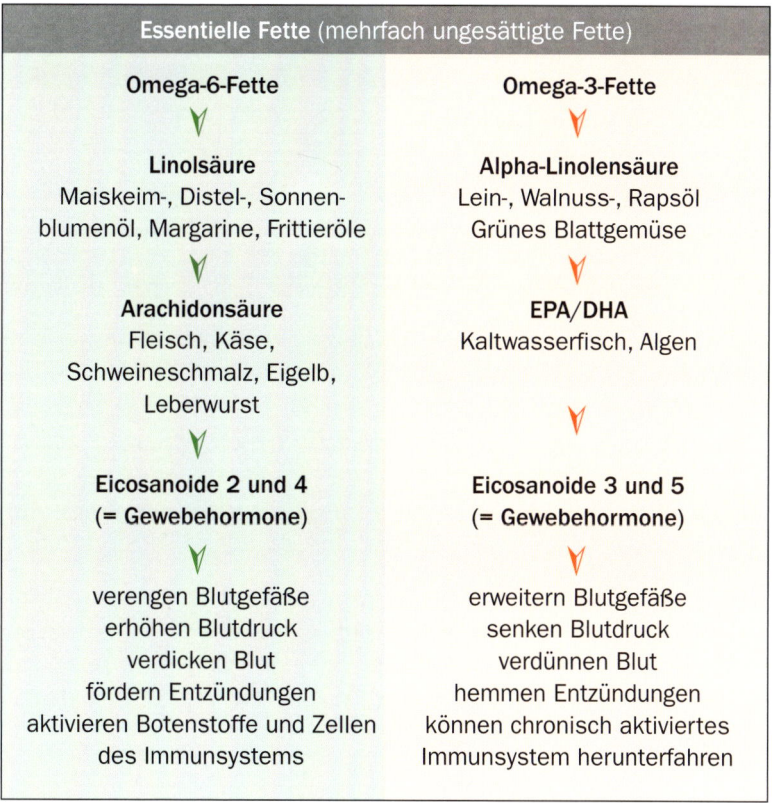

Stoffwechsel und Wirkung von Omega-6- und Omega-3-Fetten

Transfette

Noch wichtiger als die Menge der Fette, die wir zu uns nehmen, ist deren Beschaffenheit. Besonders schädlich sind Transfette, die in vielen Produkten versteckt sind. Sie haben noch nie von diesen Transfettsäuren gehört? Kein Wunder!

Die Lebensmittelindustrie ist auch an dieser Aufklärung nicht interessiert! Wenn Pflanzenfette und Öle industriell gehärtet/erhitzt werden, entstehen diese gesundheitsschädlichen Transfette.

Wissenschaftlich gesichert ist, dass diese Art der Fette das Herzinfarkt- und Schlaganfallrisiko am ungünstigsten beeinflussen. Sie erhöhen den Gehalt an schlechtem LDL- und erniedrigen den Gehalt an gutem HDL-Cholesterin im Blut.

Transfette finden sich z. B. in:
· Croissants
· Quarkgebäck
· Burgern
· Pommes Frites
· Chips
· Popcorn u.v.m.

Tipps, wie Sie Transfette möglichst vermeiden können:
· Fettes Essen meiden: Fett sparen heißt automatisch auch Transfette reduzieren.
· Fastfood, fette Backwaren und Mikrowellenpopcorn sollen nur selten auf Ihrem Speiseplan stehen.
· Bei verpackten Produkten weisen (leider nicht immer angegeben) die Bezeichnungen „gehärtetes Pflanzenfett" beziehungsweise „pflanzliches Fett, teilweise gehärtet" auf Transfette hin.
· Bei unverpackt abgegebenen Produkten, zum Beispiel Croissants oder Süßgebäck, können Sie von höheren Belastungen ausgehen.
· Obwohl normale Margarine heute kaum noch Transfette enthält, eignet sich Diätmargarine als Streichfett am besten, weil diese reich an mehrfach ungesättigten Fettsäuren ist. Mittlerweile gibt es sehr hochwertige Margarine, welche gänzlich frei von Transfetten ist. Wenn Sie Butter den Vorzug geben, sollten Sie wissen, dass Sie damit reichlich gesättigtes Fett essen und dadurch den Gehalt an „schlechtem" LDL-Cholesterin im Blut erhöhen.

Eine Überdosis Transfette – ein Beispiel:

Frühstück: 1 Croissant (1,5 g)

Mittags: Hühnerburger (0,8 g) und Pommes Frites (1,2 g)

Abends: 1 Portion (50 g) Microwellen-Popcorn (4,9 g)

Summe: 8,4 g Transfette pro Tag

Das ist für Erwachsene das drei- bis vierfache der „empfohlenen" Menge.

Nahrungsmittel-Beispiele zum Thema Fett

Nahrungsmittel	Fettanteil in %	Alternative	Fettanteil in %
Speck	89	Schinken	2
Salami	49	Putenwurst	5
Butter	80	Halbfettbutter	40
Emmentaler	45	Frischkäse	5-15
Schlagsahne	40	„QimiQ"	15
Speisequark	20	Magerquark	0,5
Eiscreme	18	Wassereis	1
Kaffeesahne	15	Milch	3
Vollmilch-Schokolade	30-40	Gummibärchen	0 (Zucker!)
Pommes Frites	15	Kartoffeln	0,3
Sahne-Joghurt	15	Natur-Joghurt (evt. mit frischen Früchten)	1

Oft verwendete Lebensmittel und deren empfehlenswerte Alternativen

Olivenöl

Heute gibt es nur noch eine „erste" Pressung. Alles andere wäre unwirtschaftlich. Das Öl der Olive kann leicht gepresst werden. Ganz im Gegensatz zu Samenölen aus Sonnenblumenkernen oder Leinsamen, bei denen man sehr viel Druck benötigt, um das Öl aus der harten Schale zu pressen. Durch den großen Druck entsteht Hitze, und so hat der Begriff „kaltgepresst" bei diesen Samenölen große Bedeutung!

Ein Grieche verwendet zirka 20 Liter Olivenöl pro Jahr. Der durchschnittliche Österreicher oder Deutsche dagegen nur einen halben Liter.

Wo liegt der gesundheitliche Nutzen des Olivenöls?

Olivenöl sorgt für einen ausgeglichenen Cholesterinspiegel und kann den Blutdruck senken. Durch den hohen Ölsäuregehalt schafft es einen Ausgleich zwischen gutem (HDL) und schlechtem (LDL) Cholesterin. Weitere hervorragende Substanzen sind Vitamin E, Carotinoide, Phenole und hoch ungesättigte Kohlenwasserstoffe (Squalen), die die Oxidation des Cholesterins in unserem Blut verhindern. Sind unsere Blutbahnen frei von Ablagerungen, hat dies auch eine positive Wirkung auf unseren Blutdruck und die damit verbundenen Herz-Kreislauf-Erkrankungen.
Nachgewiesen sind seine antioxidativen und antientzündlichen Eigenschaften. Antioxidantien beeinflussen unseren Stoffwechsel positiv, indem sie die so genannten freien Radikalen binden.
Beim Erhitzen sollte natives Olivenöl nur bis zu einem Rauchpunkt von 180 °C erhitzt werden, um die antioxidativen Stoffe nicht zu zerstören.

Rapsöl

Ist ebenfalls ein optimales Öl zum Erhitzen. Da es überwiegend aus einfach ungesättigten Fetten besteht, ist es ähnlich hitzebeständig wie Olivenöl. Als Butterersatz (Geschmack) verwende ich persönlich „Albaöl". Dieses spezielle Rapsöl hat 61 Prozent einfach ungesättigte Fette und 10 Prozent Omega-3-Fettsäuren. Ein **gesunder** Butterersatz zum Braten.

Avocados

Avocados sind sehr fetthaltig. Ähnlich wie bei Oliven sind dies zu 70 Prozent gesunde, einfach ungesättigte Fette. Reife Früchte sind so weich, dass sie sich aufs Brot streichen lassen.

Nüsse

Im alten China gehörten Nüsse wegen ihres Nährwerts zu den fünf heiligen Nahrungsmitteln. Nüsse liefern hochwertige Fette. Doch vorsichtig: Allzu oft greifen Menschen zu tief in die Tüte! Eine sinnvolle Portion Nüsse sind 10 bis 30 Gramm – ohne Zuckerglasur und ungesalzen. Die Packung Erdnüsse im Kino (unbewusstes Verschlingen) fällt nicht unter das Thema Gesundheitsprophylaxe. Auch zu bedenken ist, dass Nüsse einen hohen

Kalorienwert haben. 100 Gramm Walnüsse liefern zirka 670 kcal. Um diese Energie wieder zu verbrennen, müssen Sie unter Umständen zirka eine Stunde joggen. Für Ihre Gesundheit reichen zehn Gramm Nüsse völlig aus.

Fettverzehr: SOLL – IST pro Tag

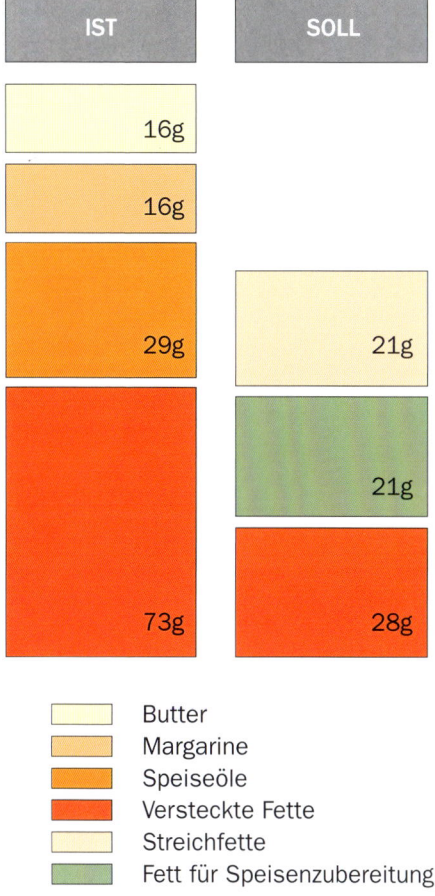

IST	SOLL	
16g		
16g		
29g	21g	
	21g	
73g	28g	

- Butter
- Margarine
- Speiseöle
- Versteckte Fette
- Streichfette
- Fett für Speisenzubereitung

In dieser Grafik wird deutlich, dass wir einerseits zu viel Fett und andererseits die „falschen" Fette verzehren.

Fettsäurenaufteilung in Prozenten

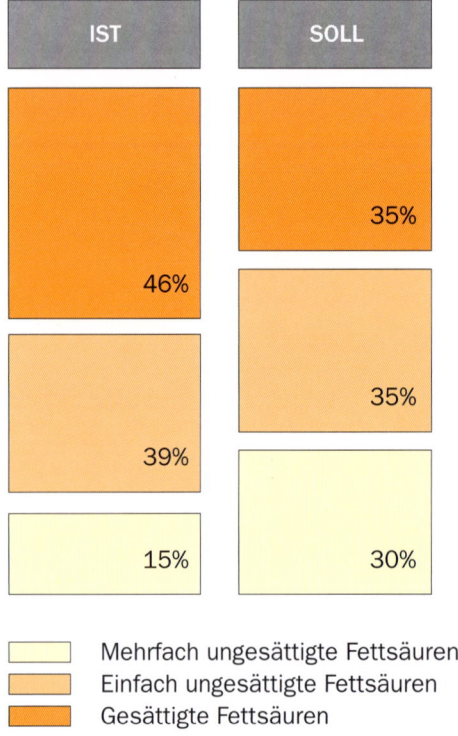

IST **SOLL**

46%	35%
39%	35%
15%	30%

☐ Mehrfach ungesättigte Fettsäuren
☐ Einfach ungesättigte Fettsäuren
☐ Gesättigte Fettsäuren

In dieser Grafik wird sichtbar, dass die Art der Fette schlecht verteilt ist. Dies beeinträchtigt unsere Gesundheit.

Praxistipp:
Gehen Sie in Ihre Küche und stellen Sie alle Öle heraus. Nun schnappen Sie sich in erster Linie Distelöl, Sonnenblumenöl und Maiskeimöl und kippen Sie diese weg. Der Anteil an den Omega-6-Fettsäuren ist viel zu hoch und belastet Ihre Gesundheit.
Ersetzen Sie diese durch Olivenöl und Rapsöl. Die eingefleischten „Butter-Köche" können „Alba-Öl" zum Braten verwenden. Dies ist ein hitzebeständiges Rapsöl, das nach Butter schmeckt. Für kalte Speisen wie Salat verwenden Sie Nussöle oder auch Leinöl.

FETTSÄUREN – AUFTEILUNG IN %

	gesättigte Fettsäuren	einfach ungesättigte Fettsäuren	mehrfach ungesättigte Fettsäuren	Omega-6 Fettsäuren (MuF)	Omega-3 Fettsäuren (MuF)
				Verhältnis Omega-6 : Omega-3 4 : 1 ≫ Optimum	
Pflanzliche Fette					
Distelöl	10	14	76	154!	1
Sonnenblumenöl	11	25	64	120!	1
Rapsöl	8	58	32	2	1
Maiskeimöl	15	38	47	55!	1
Walnussöl	9	16	74	4	1
Leinöl	9	16	67	1	4
Margarine	34	40	26	120!	1
Olivenöl	14	77	9	nicht relevant	nicht relevant
Tierische Fette					
Schweineschmalz	40	44	12	Arachidonsäure!	nicht relevant
Rindertalg	52	44	4	nicht relevant	nicht relevant
Butter	60!	40	0	nicht relevant	nicht relevant

Brit Fit isst – wie Frank Krank – auch Brot. Allerdings bevorzugt sie Voll-kornbrot. Statt Butter verwendet Britt Magerquark. Dieser liefert wertvolles Eiweiß und quasi kein Fett. Auch sie verwendet etwas Marmelade oder Honig. Man muss ja nicht auf alles verzichten. Zudem gönnt sich Brit Fit noch ein gekochtes Ei, das ihre Muskeln vor dem Abbau schützt. Ihr Körper hat die ganze Nacht „repariert" und tausende Strukturen erneuert. Da ist Eiweiß jetzt sehr wichtig und rundet ein gehaltvolles Frühstück ab.

Kurz und knapp:

- Betreiben Sie „Trennkost": Trennen Sie Kohlenhydrate und Fett.

- Wenn Schokolade, dann mit mind. 80 Prozent Kakaoan-teil.

- Oliven-, Raps-, Walnuss- und Leinöl

- Distel-, Sonnenblumen- und Maiskeimöl

- Vermeiden Sie Transfettsäuren.

- Essen Sie regelmäßig Fisch (EPA/DHA).

- Reduzieren Sie frittierte Speisen.

- Sie können Butter essen – aber weniger ist mehr.

Vitamine

Zu den Vitaminen zählen 13 lebensnotwendige organische (lebende) Verbindungen. Diese sind bei fast allen Stoffwechselvorgängen beteiligt und darum von immenser Bedeutung.

Aufgaben der Vitamine sind:
· Aktivität im Energiestoffwechsel
  (Verarbeitung von Kohlenhydraten, Eiweißen und Fetten)
· Stärkung des Immunsystems
· Enzymtätigkeit (Biokatalysatoren)
· Antioxidantien (puffern freie Radikale ab)

Vitamine sind entscheidend an der Verarbeitung unserer Nährstoffe beteiligt. Wenn Sie beispielsweise Kohlenhydrate gegessen haben und diese als Energie nutzen wollen, braucht Ihr Körper dazu das Vitamin B1 zur Verarbeitung. Das bedeutet, je mehr Kohlenhydrate Sie essen, desto mehr Vitamin B1 müssen Sie mitliefern. Aus diesem Grund wird Limonade zum Vitaminräuber! Süßgetränke liefern sehr viel Zucker, doch leider keine wichtigen Vitamine. Um diese Kohlenhydrate zu verarbeiten, macht sich Ihr Körper nun auf die Suche nach Vitaminvorräten und plündert Ihre wertvollen Vitamindepots.

Vitamine sind zudem als Antioxidantien sehr wichtig. Stellen Sie sich das wie eine Art Schubkarre vor, die den Dreck aus Ihren Zellen abtransportiert.

Bereits eine Vitamin-Minderversorgung von wenigen Wochen kann Mangelsymptome auslösen. Eine langfristige Unterversorgung führt gar zu ausgeprägten Krankheitsbildern. Eine ausreichende und regelmäßige Zufuhr aller Vitamine ist eine Grundlage für Gesundheit und Leistungsfähigkeit.

Vitamine selbst liefern keine Energie (Kalorien). Das bedeutet aber nicht, dass sie für den Menschen weniger wichtig sind. Vitamine sind unerlässlich, um unsere Nahrung zu verarbeiten. Da der Körper diese Substanzen nicht selbst herstellen kann, müssen wir sie regelmäßig von außen über die Nahrung zuführen (= essentiell).

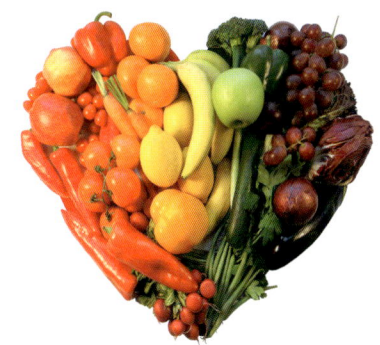

Im Gegensatz zu den Mineralien – die anorganisch sind –, gilt es mit den Vitaminen sorgsam umzugehen. Sie sind empfindlich gegenüber Sauerstoff, Hitze und Licht. Je nach Vitamin sind hier beachtliche Verluste durch falsche Lagerungs- und Zubereitungsmethoden möglich.

Karotten liefern beispielsweise sehr viel Vitamin A. Dieses ist gegenüber Sauerstoff und Licht sehr empfindlich. Einmal angenommen, Sie kaufen „frische" Karotten im Supermarkt (dort lagern sie schön beleuchtet in der Auslage an der frischen Luft). Nun schälen Sie die Mohrrüben zu Hause und verarbeiten diese nicht sofort. Durch den Sauerstoff- und Lichteinfall ergibt sich ein drastischer Vitamin A-Verlust!

Dies ist mit ein Grund, warum ich persönlich meist Tiefkühlgemüse bevorzuge. Im Regelfall wird Gemüse geerntet, gewaschen, anschließend schock-gefroren und verpackt. Dadurch ergibt sich Schutz vor Licht, Sauerstoff und keine offenen Lagerungszeiten. Ein weiterer großer Vorteil ist, dass ich Tiefkühlgemüse immer zur Hand habe. In Zeiten, in denen Menschen immer mehr über Zeitnot klagen, sind langfristig umsetzbare Varianten wichtiger denn je. Viele Experten raten ausschließlich zu frischem Gemüse vom Bio-Markt. Haben Sie Zeit, alle zwei Tage auf dem Markt einzukaufen?

Frisches Gemüse aus dem Tiefkühler habe ich immer zu Hause, was die Vitaminzufuhr für meinen Körper sicherstellt.

Als Provitamine bezeichnet man die biologische Vorstufe eines Vitamins, wie beispielsweise das von Pflanzen gebildete Beta-Karotin (= Provitamin A). Diese Vorstufe kann von Tieren oder Menschen nach Bedarf in Vitamin A umgewandelt werden.

Ihr Körper kann bestimmte Vitamine speichern. Diese können Sie sozusagen auf Vorrat essen. Andere wiederum sind nicht speicherbar und müssen über die Nahrung laufend zugeführt werden.

Vitamine lassen sich in zwei Gruppen unterteilen:

Fettlösliche Vitamine (speicherbar):
- Vitamin A (Retinol)
- Vitamin D (Cholecalciferol – zählt mittlerweile eher zu den Hormonen)
- Vitamin E (Tocopherol)
- Vitamin K (Phyllochinon)

Wasserlösliche Vitamine (nicht speicherbar):

· B1 (Thiamin)
· B2 (Riboflavin)
· B3 (Niacin)
· B5 (Pantothensäure)
· B6 (Pyridoxin)
· B7 (Biotin)
· B9 (Folsäure)
· B12 (Cobalamin, ist trotz Wasserlöslichkeit auch speicherbar)
· Vitamin C (Ascorbinsäure)

Zum Thema „empfohlene Tagesmengen" möchte ich Sie am Beispiel von Vitamin C zum Nachdenken anregen. Die deutschsprachigen Gesellschaften für Ernährung (DGE, ÖGE, SGE) empfehlen für Erwachsene eine tägliche Zufuhr von 100 Milligramm Vitamin C.
Wenn Sie nun bedenken, welcher Verlust durch falsche Zubereitung und/oder Lagerung entstehen kann, bleibt nicht mehr viel übrig.
Wussten Sie, dass ein Liter Schweiß zirka 50 Milligramm Vitamin C enthält? Und ein Liter ist sehr rasch verloren.
Nun bleibt für die wichtigen Aufgaben im Körper nicht mehr viel von diesem wichtigen Mikronährstoff übrig! Für die Kollagenbildung im Bindegewebe wird Vitamin C benötigt.
Ein Mangel kann sich beispielsweise, ganz banal, als Zahnfleischbluten oder als Cellulite bemerkbar machen. Wobei Zahnfleischbluten von vielen Frauen noch bevorzugt wird. Skorbut ist eine Vitamin-C-Mangelkrankheit mit Zahnausfall als Folge (Bindegewebsveränderungen im Zahnfleisch).
Die – oft psychisch belastende – Cellulite könnte man als „Skorbut der Neuzeit" beschreiben. Natürlich verspricht die Industrie hier Lösungen in Form von teuren Cremes mit geheimnisvollen Inhaltsstoffen gegen Orangenhaut. Hiermit lässt sich natürlich deutlich mehr Geld verdienen als mit der Empfehlung von gesunder Ernährung!
Vielleicht greifen Sie ab jetzt öfters in den Obstkorb als in den teuren Creme-Tiegel.

Wenn Sie nun Ihre Vitamin C-Zufuhr über Nahrungsergänzungen erhöhen, rate ich Ihnen von billiger, synthetisch hergestellter Ascorbinsäure ab. Diese nützt Ihnen wenig, da Vitamin C ohne sekundäre Pflanzenstoffe (Bioflavonoide) schlecht verwertet wird. Zudem reizt die künstliche Ascorbinsäure Ihre Magen- und Darmschleimhäute. Geben Sie natürlichem Vitamin C, z. B. aus der Acerola-Kirsche, den Vortritt!

Empfindlichkeit der Vitamine

Vitamin	Hitze-empfindlich	Zerstörung durch Sauerstoff	Licht-empfindlich	Kochverluste in %
A	- (nicht empfindlich)	++ (sehr empfindlich)	++	10–30
D	-	+	+	gering
E	-	+	+	50
K	+	-	+	–
B1	++	+	-	30–50
B2	+	-	+	0–50
B3	-	-	-	0–25
B5	+	-	-	0–45
B6	+	-	+	0–30
B9	+	-	-	0–90
B12	-	+	+	10–15
C	+	+	+	20–80

Vitamine sind „lebende" Stoffe. Sie müssen sorgsam behandelt werden!

Risikogruppen für Unterversorgung

Risikogruppen	Gefahr der Unterversorgung mit	Ursachen
Senioren	mehrere Vitamine (C, B12)	einseitige Ernährung, schlechtere Aufnahme im Darm
Schwangere	insbesondere B9, Beta-Carotin	erhöhter Bedarf für zwei Organismen
Menschen mit einseitiger Ernährung bzw. mit geringer Kalorienzufuhr	Beta-Carotin, Vitamin E, B12	Stress, einseitige Ernährung, ständige Diäten
Kranke (insbesondere mit Magen-Darm-Erkrankungen)	Beta-Carotin, Vitamin A, B12	krankheitsbedingte schlechtere Aufnahme
Raucher	Vitamin A, C, B2, B6, B9	bis zu 40 % höherer Bedarf an bestimmten Vitaminen
regelmäßiger Alkoholkonsum	Vitamin A, C, B1, B6, B7, B9	schlechtere Aufnahme durch Alkohol
regelmäßiger Medikamentenkonsum	Vitamin B6, B7	Antibiotika, Diuretika ...

Vitaminreiche Lebensmittel

Vitamin A (Retinol)	Milch, Butter, Käse, Lebertran, Rinderleber, gelbes und dunkelgrünes Blattgemüse (Spinat, Karotten)
Vitamin D (Calciferol)	Thunfisch, Lachs, Lebertran, Eier, Milchprodukte
Vitamin E (Tocopherol)	Nüsse, Öle, Hülsenfrüchte, dunkelgrünes Blattgemüse
Vitamin K (Phyllochinon)	Schweinefleisch, Rinderfleisch, Blumenkohl, Spinat
Vitamin B1 (Thiamin)	Hülsenfrüchte, Milch, Nüsse, Vollkornprodukte, Obst, Gemüse
Vitamin B2 (Riboflavin)	Fleisch, Innereien, Vollkornprodukte, Weizenkeimöl
B3 (Niacin)	Fleisch, Innereien, Erdnüsse, Vollkornprodukte, Hülsenfrüchte
B5 (Pantothensäure)	Fleisch, Fisch, Vollkornprodukte, Hülsenfrüchte
Vitamin B6 (Pyridoxin)	Fleisch, Fisch, Vollkornprodukte, Gemüse
B7 (Biotin)	Fleisch, Leber, Eidotter, Hülsenfrüchte, Nüsse, Gemüse
B9 (Folsäure)	Fleisch, Leber, Eier, Milch, Vollkornprodukte, Hülsenfrüchte
Vitamin B12 (Cyanocobalamin)	Fleisch, Fisch, Eier, Milch, Käse, Butter, (keine pflanzlichen Nahrungsmittel)
Vitamin C (Ascorbinsäure)	Zitrusfrüchte (Orangen, Zitronen, Grapefruit), Beeren, Tomaten, Brokkoli, grüner Salat, Blumenkohl

Mineralstoffe

Frank Krank weiß, dass viel Trinken gesund ist. Zu was er sich aber nicht durchringen kann, ist, viel Wasser zu trinken. Sein Lieblingsgetränk ist Limonade. Hin und wieder auch Light-Varianten, um Kalorien einzusparen.
Leider vergisst Frank, dass sich beispielsweise in Coca-Cola keinerlei Mineralstoffe befinden. Damit der weltweit gleiche Geschmack von Coca-Cola gesichert ist, wird diese Brühe aus „Umkehr-Osmose-Wasser" und Konzentrat gemischt. Diese Filtrierung garantiert reinstes Wasser – leider auch ohne jegliche Mineralien. Übrig bleibt eine flüssige Masse mit leeren Kalorien…

Mineralstoffe sind natürliche, anorganische Elemente. Es sind feste Substanzen, die im menschlichen Körper an lebenswichtigen Stoffwechselprozessen beteiligt sind.

Mineralstoffe haben unterschiedliche Aufgaben:
· Dienen als Baustoffe, z. B. Kalzium als Baustoff für Knochen, Haare, Nägel und Zähne
· Regelstoffe, z. B. als Bestandteil von Enzymen
· Träger von elektrischen Ladungen (= Ionen, Elektrolyten)

Mineralien sind somit an vielen physiologischen Prozessen beteiligt, wie etwa:
· Muskelkontraktion
· Sauerstofftransport (Eisen als Teil des Hämoglobins)
· Hormonstoffwechsel (z. B. Jod als Teil des Schilddrüsenhormons)
· Nervenleitungen
· Säure-Basen-Haushalt
· Blutgerinnung
· Herzrhythmus

Mineralien selbst liefern keine Energie (Kalorien), sodass sie für die Energiegewinnung keinerlei Bedeutung haben. Die meisten Mineralien befinden sich im Boden, wo sie durch Pflanzen aufgenommen werden, und diese wiederum gelangen auch durch Tiere in unsere Nahrungskette.
Mineralstoffe können Sie auch über das Trinkwasser aufnehmen. Die Ausscheidung erfolgt über Schweiß, Urin und Stuhl, was die regelmäßige Zufuhr über die Ernährung notwendig macht.

Eine adäquate Mineralstoffversorgung ist für Gesundheit und Leistungsfähigkeit unverzichtbar. Eine unzureichende Abdeckung mit diesen lebens-
notwendigen Bausteinen wird mit einer Vielzahl von Krankheiten in Verbindung gebracht, z.B. mit Blutarmut (Anämie), Blutdruckveränderungen,
Diabetes, Karies, Osteoporose…

Die empfohlene Zufuhr der einzelnen Mineralstoffe ist stets in höheren
Mengen angegeben als der Körper wirklich benötigt. Grund dafür ist die
relativ schlechte Resorption (Aufnahme) im Magen-Darm-Trakt. Die empfohlene Tagesaufnahmemenge von Eisen ist beispielsweise zehnmal höher
als der tatsächliche Bedarf. Denn nur zirka zehn Prozent des zugeführten
Eisens werden im Darm aufgenommen. Diese schlechte Aufnahme können Sie z. B. mithilfe gleichzeitiger Vitamin C-Gabe um bis zu 50 Prozent
verbessern.

Mineralstoffe sind im Gegensatz zu Vitaminen „tot", was dazu führt, dass
keinerlei Koch- oder Lagerungsverluste entstehen.

Die Mineralstoffe lassen sich in **Mengenelemente** und in **Spurenelemente**
einteilen.

Mengenelemente sind zu mehr als 50 Milligramm pro Kilogramm Körpergewicht enthalten. Von diesen sollten wir pro Tag mehr als 100 Milligramm
zu uns nehmen.

Die für den menschlichen Organismus wichtigen Mengenelemente sind:
- Kalzium – u. a. für Stabilisierung des Skelettsystems, Blutgerinnung,
  Erregungsleitung (Muskelkontraktion), Aktivierung von Enzymen
- Kalium – u. a. für Blutdruckregulation, Eiweiß- und Glykogenbildung
- Natrium – u. a. für Aufnahme und Transport von Nährstoffen, Regulation
  des Wasserhaushalts und des Säure/Basengleichgewichts
- Magnesium – Bestandteil von Knochen, Zähnen, zahlreichen Enzymen
  und energiereichen Phosphatverbindungen
- Phosphor – als Phosphat u. a. Bestandteil von Knochen
- Schwefel – Bestandteil von Aminosäuren und B-Vitaminen
- Chlor – gemeinsam mit Natrium u. a. für Wasserhaushalt, Bestandteil
  der Magensalzsäure

Zu den **Spurenelemente**n gehören Mineralstoffe, die nur in sehr geringen Tagesaufnahmemengen von weniger als 100mg benötigt werden.

Für den Menschen essentielle Spurenelemente sind:

· Chrom

· Kobalt

· Eisen

· Jod

· Kupfer

· Mangan

· Molybdän

· Selen

· Zink

· Fluor

· Silizium

Genau wie Frank Krank weiß auch Brit Fit, dass Trinken eine wichtige Sache ist. Wasser aus der Leitung oder Mineralwasser haben bei der Flüssigkeitszufuhr für sie die Nase ganz weit vorne. Neben absoluter Kalorienfreiheit versorgt Brit ihren Körper mit der lebenswichtigen Substanz Wasser und liefert zudem noch hochwertige Mineralstoffe. Im Gegensatz zu zuckerhaltigen Limonaden oder Säften stehen diese Mineralstoffe im Wasser dem Körper für wichtige Vorgänge zur Verfügung.

Mineralstoffe – Mengenelemente

Mineralstoffe	Tagesbedarf nach DGE	Sportler-bedarf	Vorkommen in	Wirkungsweise	Mangel-erscheinungen
Kalzium	0,7 – 1,2 g	1,5 g	Getreide, Hülsenfrüchte, Mineralwasser, Milchprodukte	Baustoff für Knochen und Zähne, Nerven- und Muskelaktivität	Osteoporose, Rachitis, Muskelkrämpfe
Magnesium	0,25 – 0,3 g	0,4 – 1,2 g	Milchprodukte, Getreide, Hülsenfrüchte, dunkelgrünes Blattgemüse	Eiweißsynthese, Glukosestoffwechsel, Kontraktion der glatten Muskulatur	Muskelzuckungen und -krämpfe, Herz-rhythmusstörungen
Natrium	0,5 g		Kochsalz, gesalzene und geräucherte Speisen	reguliert den osmotischen Druck, Enzymaktivierung	Muskelkrämpfe, Übelkeit, Benommenheit
Kalium	2 – 3 g		Hülsenfrüchte, dunkelgrünes Blattgemüse, Tomaten, Nüsse	reguliert den osmotischen Druck, Enzymaktivierung, bioelektrisches Verhalten der Zellen	Appetitverlust, Herz-rhythmusstörungen, Muskelkrämpfe
Chlor	0,8 g		Kochsalz, gesalzene und geräucherte Speisen	reguliert den osmotischen Druck, Magensalzsäurebildung	Krampfzustände
Phosphor	0,7 – 1,2 g	1,2 g	alle eiweißhaltigen Lebensmittel, Mineralwasser	Säure-Basen-Haushalt, Aktivierung von Vitamin B, wichtiger Bestandteil von organischen Molekülen (ATP)	Muskelschwäche, **Mangel selten**

Mineralstoffe – Spurenelemente

Mineralstoffe	Tagesbedarf nach DGE	Sportler-bedarf	Vorkommen in	Wirkungsweise	Mangel-erscheinungen
Zink	10 – 20 mg	25 – 60 mg	Fleisch, Geflügel, Nüsse, Muscheln	Co-Faktor bei vielen Enzymen des Energiestoffwechsels, Immunfunktion, Wundheilung	Immunschwäche, verzögerte Wundheilung, Appetitmangel
Eisen	12 – 18 mg	20 – 35 mg	Fleisch, Fisch, Vollkornprodukte	Hämoglobinbildung	Müdigkeit, Anämie, Infektanfälligkeit
Mangan	2 – 5 mg	4 – 7 mg	Vollkornprodukte, Erbsen, Bohnen, Bananen	Beteiligung vieler Enzyme der Energiebereitstellung, Knochenbildung	Wachstums-störungen
Kupfer	1 – 3 mg	1 – 3 mg	Fleisch, Nüsse, Meeresfrüchte, Getreide	wirkt synergetisch mit Eisen, beteiligt an der Bindegewebsbildung	selten, Anämie
Jod	180 – 200 mcg	180 – 200 mcg	Meeresfisch, jodiertes Salz	Bestandteil der Schilddrüsenhormone	Kropf (Vergrößerung der Schilddrüse)
Selen	50 - 70 mcg	200 – 400 mcg	Fleisch, Fisch, Meeresfrüchte	Co-Faktor für antioxidative Enzyme	selten, Herzmuskelschaden
Fluor	0,75 mg	1 - 1,5 mg	Milch, Eidotter, Meeresfrüchte	Knochen- und Zahnbildung, Kariesprophylaxe	Zahnschäden
Molybdän	75 – 250 mcg		Vollkornprodukte, Erbsen, Bohnen	wirkt in Enzymen des KH- und Fettstoffwechsels	nicht bekannt
Chrom	50 – 200 mcg		Fleisch, Austern, Spargel, Hefe	Energiestoffwechsel, Regulierung des Blutzuckers	selten, erhöhter Blutzuckerspiegel

Mineralstoffreiche Lebensmittel

Kalzium	dunkelgrünes Blattgemüse, Getreide, Hülsenfrüchte, Mineralwasser, (Milchprodukte)
Magnesium	Milchprodukte, Getreide, Hülsenfrüchte, dunkelgrünes Blattgemüse
Natrium	Kochsalz, gesalzene und geräucherte Speisen
Kalium	Hülsenfrüchte, dunkelgrünes Blattgemüse, Tomaten, Nüsse
Chlor	Kochsalz, gesalzene und geräucherte Speisen
Phosphor	alle eiweißhaltigen Lebensmittel, Mineralwasser
Zink	Muscheln, Fleisch, Geflügel, Nüsse
Eisen	Fleisch, Fisch, Vollkornprodukte
Mangan	Vollkornprodukte, Erbsen, Bohnen, Bananen
Kupfer	Fleisch, Nüsse, Meeresfrüchte, Getreide
Jod	jodiertes Speisesalz, Meeresfisch
Selen	Fleisch, Fisch, Meeresfrüchte
Fluor	Milch, Eidotter, Meeresfrüchte
Molybdän	Vollkornprodukte, Erbsen, Bohnen
Chrom	Hefe, Fleisch, Austern, Spargel

Wasser

Frank Krank hat viel Durst. Diesen befriedigt er mit Limonade, Eistee, Coca-Cola und Kaffee. Wasser ist ihm zu fad. Die munter machende Wirkung des Koffeins kann Frank auch gut gebrauchen, denn er fühlt sich oft müde und antriebslos…
Vielleicht ist der ständige Durst von Frank Krank bereits ein Hinweis? Ein Symptom für überhöhten Blutzucker. Franks Diabetes-Chancen steigen jedenfalls bei dieser Getränkeauswahl enorm, einmal abgesehen von der Gewichtszunahme…

Viel Trinken ist gesund, sofern wir über gesunde Nieren verfügen. Wasser ist der elementarste Bestandteil unseres Körpers. Mit reichlich Flüssigkeit arbeitet unser Körper einfach besser.
Die meisten Menschen wissen dies, doch nur wenige setzen es konsequent um.

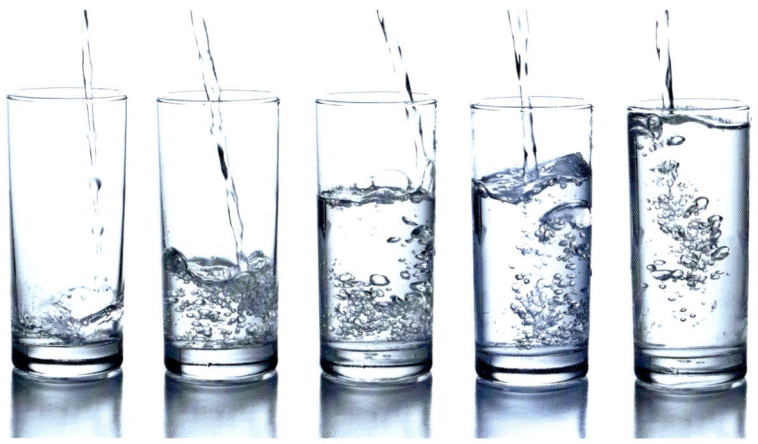

Wenn ich persönlich von Flüssigkeitszufuhr spreche, meine ich in erster Linie Wasser. Ihr Körper braucht Wasser – keinen Alkohol. Auch keine Fruchtsäfte oder andere gesüßte Getränke.

Damit Ihr Körper optimal für Sie arbeitet, braucht er regelmäßig Wasser. Wir wissen, dass bereits nach drei Tagen ohne Wasserzufuhr lebensbedrohliche Zustände entstehen können. Hier wird ersichtlich, dass Wasser weit wichtiger ist als feste Nahrung.

Wie viel ist richtig?

Um Ihnen eine Rechenaufgabe zu geben: Pro Kilogramm Körpergewicht sollten Sie 33 Milliliter pro Tag trinken (entspricht drei Prozent Ihres Körpergewichtes). Das ist die Grundversorgung/Tag, damit Ihr Körper optimal für Sie arbeitet. Sollten Sie nun bei sommerlichen Temperaturen stark schwitzen oder Sport treiben, erhöht sich der Bedarf um die transpirierte Menge.

Wasser ist an so gut wie jedem Stoffwechselvorgang Ihres Körpers beteiligt. Stellvertretend ein paar wichtige Funktionen:

Haut	Die Haut besteht zu 65 Prozent aus Wasser. Durch Flüssigkeitsmangel nimmt die Widerstandskraft der Haut ab, sie trocknet aus und es bilden sich Falten. Wenn Sie Falten wollen – Trinken einschränken!
Bandscheiben	75 Prozent des Oberkörpergewichts werden durch das Wasservolumen getragen, das im Bandscheibenkern gespeichert ist. Durch den Druck des Körpergewichts wird dauernd Wasser aus diesen Scheiben gepresst. Wenn Sie zu wenig trinken, wird das Wasser dort nicht vollständig ersetzt. Die Bandscheiben trocknen aus, schrumpfen und verlieren ihre Stossdämpferfunktion.
Schleimhäute	Wenn die Schleimhäute in Hals und Nase ausgetrocknet sind, verringert sich die Immunabwehr um bis zu 50 Prozent.
Gehirn	Da das Gehirn zu 90 Prozent aus Wasser besteht, wirkt sich Flüssigkeitsmangel dort besonders stark aus. Innerhalb von Minuten können Konzentrationsstörungen, Kopfschmerzen oder Migräneanfälle entstehen.
Körpertemperatur	Durch Schwitzen wird bei Hitze vermehrt Wasser über die Haut ausgeschieden. Die anschließende Verdunstung an der Hautoberfläche dient zur Abkühlung.

Transportmittel	Als Blut oder als Lymphflüssigkeit sorgt Wasser für den Transport verschiedenster Stoffe, von einem Ort des Körpers zum anderen. Wasser spült Abbauprodukte aus dem Körper. Wenn Sie zu wenig trinken, bleiben Giftstoffe im Körper, die das Immunsystem belasten.
Lösungsmittel	Alle Körperflüssigkeiten bestehen hauptsächlich aus Wasser. In ihnen befinden sich sowohl Nährstoffe als auch Substanzen, die beim Stoffwechselprozess übrig bleiben.

Die Sache mit dem Durst

Viele Menschen verspüren keinen Durst. Achten Sie darauf, dass Sie Ihr Flüssigkeits-Depot gut sichtbar platzieren. Füllen Sie einen Krug mit Wasser und stellen sie diesen auf Ihren Schreibtisch. Tragen Sie eine Flasche Wasser in der Handtasche, oder haben Sie im Auto immer Wasser zur Hand. Durst ist generell ein Warnzeichen, dass bereits eine Unterversorgung besteht. Trinken Sie bereits vor diesem Gefühl.
Sicher kennen Sie Aussagen wie diese: „Ich schaffe es nicht, zwei Liter pro Tag zu trinken." Komisch nur, dass oft genau diese Personen abends durchaus sechs große Gläser Bier trinken. Das sind dann drei Liter in drei Stunden!

Sicher wissen Sie auch, wie nervig es sein kann, wenn Sie mitten in der Nacht aufs WC müssen. Meist passiert dies, weil zu spät getrunken wird. Wenn Sie tagsüber ausreichend Wasser zuführen, brauchen Sie in den Abendstunden nichts mehr zu trinken. Ihre Depots sind dann gut gefüllt, und Sie können Ihren Schlaf in Ruhe genießen.

Welches Getränk?

Grundsätzlich braucht Ihr Körper WASSER. Dieses Element liefert die benötigte Flüssigkeit, ohne zusätzliche Kalorien.

Weit verbreitet sind Lobeshymnen auf Fruchtsaftschorle. Das ist keineswegs ein schlechtes Getränk. Doch bedenken Sie, dass Sie damit Zucker

(Fruchtzucker) zuführen. Ein Liter Fruchtsaft liefert zwischen 250 und 400 Kalorien. Das kann bedeuten, dass Sie, um diese Energie wieder „loszuwerden", eine Stunde joggen müssen. Wenn Sie dafür bereit sind – nur zu! Wenn Sie diese Energie allerdings nicht verbrauchen, wird der Fruchtzucker als Depotfett gespeichert.

Merksatz: *Obst soll gegessen, nicht getrunken werden!*

„Mineralwasser mit Geschmack" finde ich aus marketingtechnischer Sicht eine Meisterleistung. Namhafte Hersteller, mit denen die Konsumenten seit Jahrzehnten kalorienfreies Mineralwasser verbinden, haben nun einen Geschmack hinzugefügt. Allerdings entgeht dem Grossteil der Konsumenten, dass dieses Aroma dem Getränk zirka 30 Kalorien pro 100 Milliliter hinzufügt. Und wer trinkt schon 100 Milliliter? Natürlich wird die ganze Flasche geleert und schon haben Sie 300 Kalorien zusätzlich.

Auch Limonade ist kommerziell bestens vermarktet. Nehmen Sie einen Wasserkrug, geben Sie zirka 30 Würfelzucker hinein und lassen Sie sich Ihre selbstgemachte „Limonade" schmecken...
Wenn Sie regelmäßig über den Tag verteilt zuckerhaltige Getränke trinken, wird laufend Insulin ausgeschüttet, was Ihre Fettverbrennung stoppt!
Das bringt mich zu einer haarsträubenden Geschichte. Ich bin seit 20 Jahren in Fitnesscentern unterwegs. Mittlerweile sind in den meisten Fitness-Abos die isotonischen Getränke während des Trainings im Preis inbegriffen. Nun läuft das so: Die Sportlerin kommt ins Fitnesscenter und zieht sich um. Mit der Trinkflasche steuert sie zur Theke, um gewissenhaft für ausreichend Flüssigkeitszufuhr während des Trainings zu sorgen. Ein bis zwei Spritzer des Mineralsalz-Konzentrats werden mit Wasser aufgefüllt. Und nun geht's ab auf den Fahrrad-Ergometer, um Fett zu verbrennen ... So weit der Wunsch!
Leider ist es so, dass unser Körper wesentlich leichter Zucker als Fett verbrennt. Wenn nun die Dame sportlich aktiv ist und ständig Flüssigkeit mit ZUCKER zuführt, wird ihr Körper kein Fett verbrennen. Erstens „brennt" dieser zugeführte Glukosesirup wesentlich leichter als ihr Hüftgold und zweitens lösen diese zugeführten Kohlenhydrate eine Insulinausschüttung aus – was die Fettverbrennung ebenfalls verhindert.

Lösung: Trinken Sie während des Trainings pures Wasser! Ein bis zwei Stunden Training schafft Ihr Körper leicht mit den eigenen Energie- und Mineralstoffdepots. Erst wenn Ihre Trainingseinheit mehrere Stunden andauert, ist eine Zufuhr von Kohlenhydraten und Mineralien notwendig.

Leistungsverlust

Ein Flüssigkeitsverlust von nur zwei Prozent verursacht einen Leistungsverlust von zirka 20 Prozent. Wenn Ihr Wasseranteil im Körper sinkt, wird das Blut dickflüssig und kann somit weniger Sauerstoff transportieren. Darum füllen Sie fortlaufend Ihre Depots wieder auf.

Signale von Flüssigkeitsmangel

Ein deutliches Warnsignal ist beispielsweise ein trockener Mund. Auch Kopfschmerzen können Sie „erinnern", dass Sie zu wenig getrunken haben. Der Urin sollte nur schwach gefärbt sein.

Brit Fit verspürt selten Durst. Vielleicht liegt es daran, dass sie doch regelmäßig ein Glas Wasser trinkt. Sie hat erkannt, dass ihr Körper selten nach Flüssigkeit ruft. Brit betreibt Gesundheits-Management. Sie richtet sich einen großen Krug Wasser, schmeißt ein paar bunte Steine in den Krug (das Auge „trinkt" schließlich mit) und platziert dieses Depot in Sichtweite. So greift sie regelmäßig zu. Auf kalorienhaltige Getränke verzichtet Brit gänzlich. Denn Ihr Motto ist: „Lieber esse ich die Kalorien – das ist weit mehr Genuss."

Kurz und knapp:

> - Wasser ist Leben – ohne Wasser sterben Sie!
> - Ihr Körper braucht Wasser – keinen Kaffee oder Alkohol!
> - Grundversorgung: 33 ml/kg Körpergewicht/Tag
>   (z. B. bei 70 kg Körpergewicht ➤ 2,3 Liter Wasser)
> - Trinken Sie regelmäßig – auch ohne Durst.
> - Zuckerhaltige Getränke stoppen die Fettverbrennung.
> - Achtung bei „Mineralwasser mit Geschmack"!
> - Jede Stunde ein Glas Wasser trinken!
> - Ziel: Bis mittags sollten Sie bereits einen Liter Wasser getrunken haben.
> - Während des Essens sollten Sie möglichst wenig trinken. Somit werden die Magensäure und die Magensäfte nicht zu sehr verdünnt und können ihre Aufgaben optimal erledigen.

Die Drei-Mahlzeiten-Idee und die 3 + 2-Lösung

Bei diesem Thema gehen die Meinungen sehr auseinander. Beim Großteil der Menschen ist verankert: Lieber fünf bis sechs kleine Mahlzeiten pro Tag als dreimal täglich essen.

Auch hier halte ich wenig von Pauschalaussagen. Je nach Ziel müssen Sie Ihre Nährstoffzufuhr anpassen.

Sind Sie am Aufbau von Muskulatur interessiert und trainieren Sie dementsprechend, sind fünf bis sechs Mahlzeiten, jeweils im Abstand von drei Stunden, sicher zu bevorzugen.
Viele Menschen hingegen kämpfen mit ihrem Körpergewicht und wollen abnehmen. Aus Erfahrung und aus physiologischer Sicht sind hier drei Mahlzeiten pro Tag erfolgreicher.

Warum ist das so?
Jedes Mal, wenn Sie essen, steigt Ihr Blutzuckerspiegel an – vorausgesetzt Ihre Mahlzeit enthält Kohlenhydrate (= Zucker). Da dieser Nährstoff sehr gut schmeckt und nahezu in jeder Menüzusammenstellung vorkommt, sind fast immer Kohlenhydrate in Ihrem Essen.

Wenn Sie nun fünf- bis sechsmal täglich essen, steigt auch Ihr Blutzucker fünf- bis sechsmal täglich an. Als Reaktion darauf schüttet Ihre Bauchspeicheldrüse das Hormon Insulin aus. Wie Sie bereits wissen, hat dieses die Aufgabe, Ihren Blutzucker zu senken. Dies geschieht, indem die Nährstoffe aus Ihrer Blutbahn in die Zellen eingeschleust werden.
Was denken Sie? Ist es besser, sechsmal täglich Ihre Zellen mit Nährstoffen vollzustopfen, oder nur dreimal?

Mein System zur Gewichtsreduktion sieht drei vollwertige Mahlzeiten vor. Drei „normale" Menüs mit Kohlenhydraten, Eiweiß und Fett, das entspricht dem, was wir unter „normalem Essen" verstehen. Umsetzbarkeit und Nachhaltigkeit stehen für mich auch hier im Vordergrund.

Es gibt eine Möglichkeit, fünfmal täglich zu essen, ohne die Insulinausschüttung übermäßig zu forcieren. Wenn Sie z. B. zwei Zwischenmahlzeiten ausschließlich mit Eiweißlieferanten gestalten. Das kann beispielsweise ein Ei sein, Magerquark, Schinken, Fisch oder Fleisch. Es dürfen definitiv keine Kohlenhydrate vorkommen. Der Vorteil dieses Systems ist, dass Ihr Stoffwechsel ständig arbeiten muss. Ihr Verbrennungssystem arbeitet auf Hochtouren, was bei der Gewichtsabnahme sehr hilfreich ist. ABER: Können Sie sich vorstellen, längerfristig einfach nur ein Stück Fleisch als Zwischenmahlzeit zu essen?

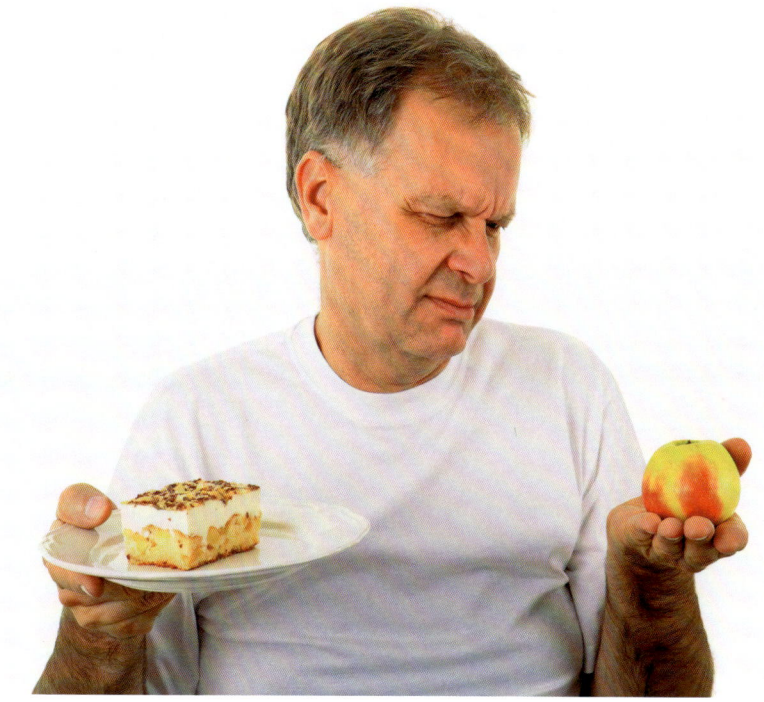

Ihr innerer Schweinhund wird Sie öfters herausfordern.

Drei Mahlzeiten pro Tag

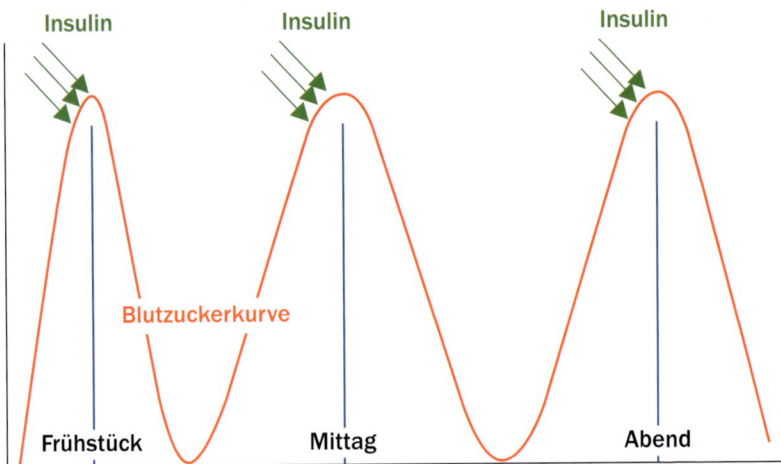

In diesem Beispiel essen Sie dreimal täglich eine vollwertige Mahlzeit (inklusive Kohlenhydrate). Bei jeder Mahlzeit steigt der Blutzuckerspiegel an. Da Ihr Körper an einem relativ konstanten Blutzuckerspiegel interessiert ist, schüttet Ihre Bauchspeicheldrüse das Hormon Insulin aus, das den Blutzuckerspiegel wieder sinken lässt. Ein tiefer Blutzuckerspiegel ist die Voraussetzung, dass Sie Ihr Körperfett verbrennen können. Somit ergeben sich drei Insulin-Reaktionen pro Tag. Dazwischen kann Ihr Körper effektiv vom Hüftgold zehren.

Fünf Mahlzeiten pro Tag

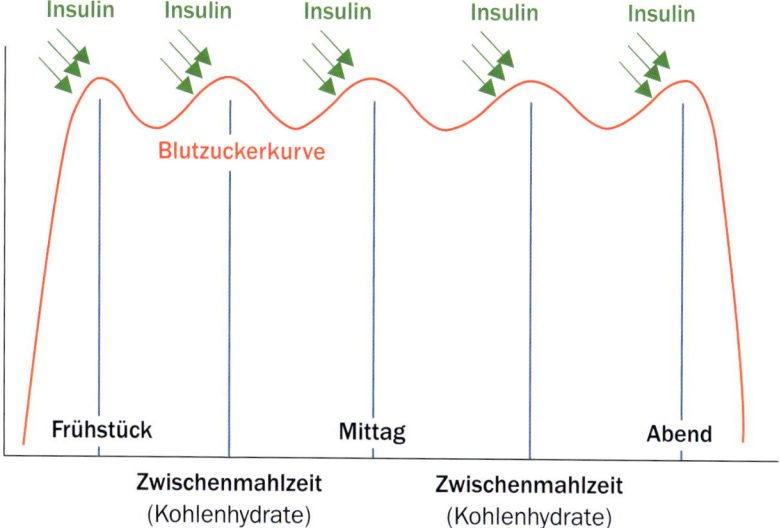

Dieses Beispiel zeigt, wie Ihr Körper reagiert, wenn Sie fünfmal täglich essen. In der Praxis könnte das so aussehen, dass Sie jeweils morgens, mittags und abends „richtig" essen. Als Zwischenmahlzeit kann es morgens dann z. B. etwas Süßes (= Kohlenhydrate) aus der Bäckerei sein und nachmittags ein Schokoriegel (= Kohlenhydrate).

Mit jeder Mahlzeit steigt Ihr Blutzuckerspiegel an, fünfmal täglich. Ihr Blutzucker ist ständig erhöht, in Ihrem Blut zirkuliert ständig Insulin.

Dieses Insulin verhindert die Körperfettverbrennung und macht zudem Ihre Zellen langfristig insulinresistent. Wenn Sie nun denken, das wird doch nicht so schlimm sein, irren Sie sich. Diese Insulinresistenz kennt man unter dem Namen Diabetes Typ II.

Was dieses Szenario ebenfalls aufzeigt: Wenn Ihr Körper regelmäßig alle zwei bis drei Stunden mit Kohlenhydraten versorgt wird, sieht er sich nicht veranlasst, die eigenen (Fett-)Depots anzuzapfen. Wenn Sie Ihr Auto alle 100 Kilometer volltanken, werden Sie die Tank-Reserve auch nie anzapfen – logisch oder?

Eine Variante, bei der Sie Zwischenmahlzeiten einbauen können und trotzdem Fett verbrennen, zeigt das folgende Beispiel:

Fünf Mahlzeiten pro Tag
(Zwischenmahlzeit = Eiweiß!)

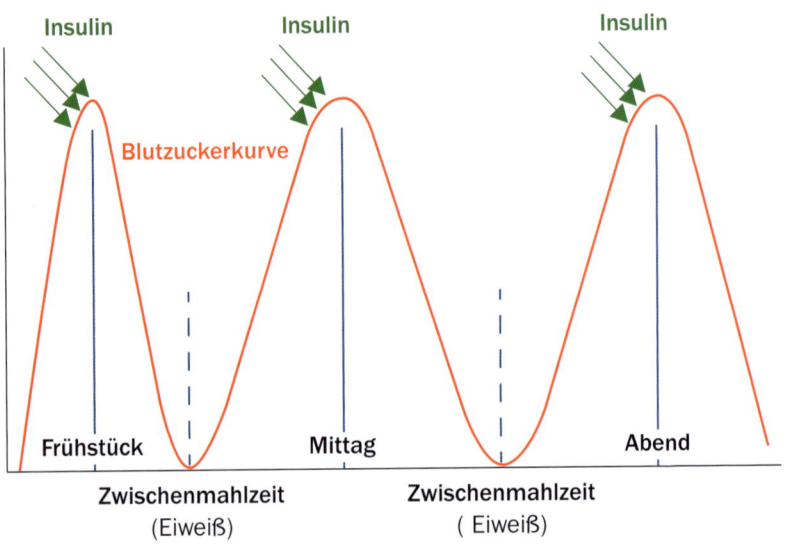

In diesem Beispiel essen Sie drei vollwertige Hauptmahlzeiten und zwei Zwischenmahlzeiten, die ausschließlich Eiweiß liefern. In der Praxis könnte das so aussehen, dass Sie jeweils morgens, mittags und abends „richtig" essen. Als Zwischenmahlzeit kann es morgens z. B. ein Naturjoghurt sein (keine Kohlenhydrate) und nachmittags ein hart gekochtes Ei (keine Kohlenhydrate).

Mit jeder Hauptmahlzeit steigt Ihr Blutzuckerspiegel an – dreimal täglich. Die Zwischenmahlzeiten, die keine Kohlenhydrate liefern, lassen Ihren Blutzucker unberührt. Dadurch gibt es auch keine Insulinausschüttung, die Ihre Körperfettverbrennung unterbinden würde.

Zwei Vorteile dieser Variante sind:
· Sie können öfters am Tag etwas essen ➢ kein Hungern!
· Durch regelmäßige Nahrungszufuhr läuft Ihr Stoffwechsel auf Hochtouren!

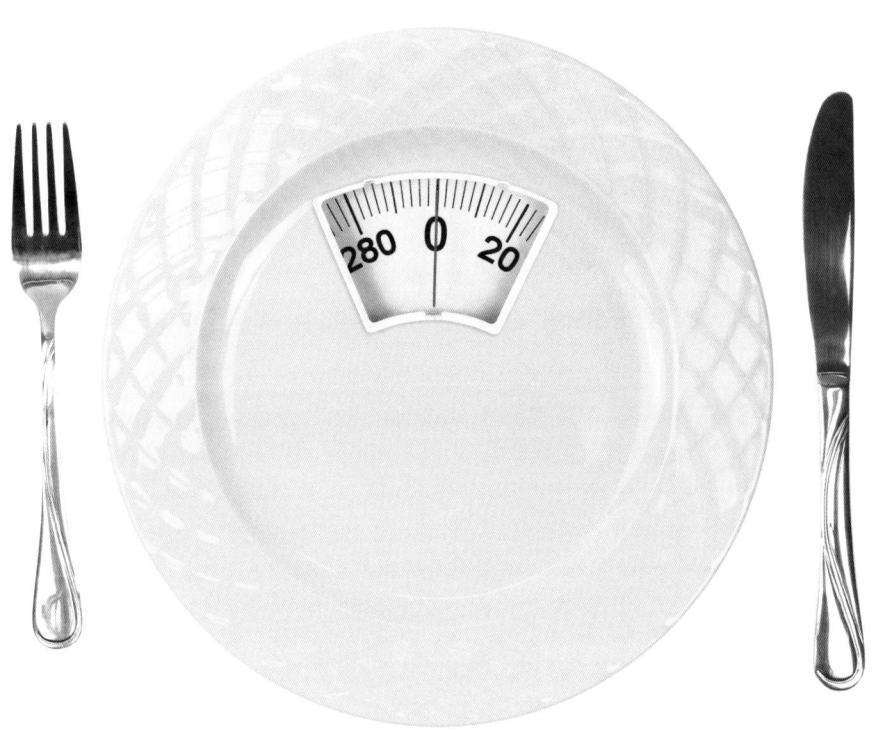

Ihr Essen bestimmt maßgeblich Ihr Körpergewicht!

Zusammenstellung einer Mahlzeit

Bei der Zusammenstellung einer Mahlzeit gehe ich sehr strukturiert vor. Die meisten Menschen sind es gewohnt, ein Menü ausschließlich über den Geschmack zu kreieren. Ich stimme zu, dass Marillenknödel mit Vanillesauce sehr gut schmecken! Was ich aber auch weiß, ist, dass diese Süßspeise mein Hüftgold vermehrt und mich keineswegs fitter, gesünder oder schöner macht. Natürlich essen Sie nicht täglich Marillenknödel. Doch auch Schnitzel mit Pommes Frites, Pizza, Bratkartoffeln mit paniertem Fisch oder Käsespätzle bringen Sie Ihrem Fitnessziel nicht näher. Ihr Körper braucht den richtigen Brennstoff, um beste Leistung zu erbringen. Er braucht alle Nährstoffe in bester Qualität – vorausgesetz Sie wollen fit und gesund sein!

Für die Erstellung einer TOP-Mahlzeit halte ich mich an folgende Formel:

FORMEL	Praxis-Beispiel
+ „gute" Kohlenhydrate	Naturreis
+ hochwertiges Eiweiß	Fisch natur, z. B. Lachs
+ „gutes" Fett	Olivenöl (zur Zubereitung)
+ Vitamine und Mineralstoffe	Gemüse
+ Geschmack	Zitronensaft und etwas Sojasauce
= TOP-Mahlzeit	= TOP-Mahlzeit

Das Märchen von der Milch

Was haben wir alle gelernt? Milch liefert viel Kalzium und schützt dadurch vor schwachen Knochen. Immer noch wird fleißig propagiert: Milch ist ein notwendiger Bestandteil der menschlichen Ernährung, ohne den es zu Mangelerscheinungen kommt.

Warum ist diese Meinung so verbreitet? Der Mythos um den Zusammenhang von Milch, Kalzium und Knochendichte wurde durch die intensive Lobbyarbeit der Milchwirtschaft erzeugt – mit Erfolg.
In den USA beispielsweise wurden die meisten Lehrmittel für Ernährungserziehung in Kindergärten und Grundschulen vom *American Dairy Council*, dem amerikanischen Verband der Milchwirtschaft, gestellt. Welche Interessen dieser Verband vertritt, ist klar. Die vordergründigste Botschaft in der Kampagne des Verbandes bestand darin, einen Zusammenhang zwischen Milch, Kalzium und der Knochendichte herzustellen.

Würde das Kalzium der Milch der Knochen-Entkalkung wirklich vorbeugen, dürfte es in unserer Wohlstandsgesellschaft, in der übermäßig viele Milchprodukte verzehrt werden, gar keine Knochenbeschwerden geben. Das angeblich so wichtige Kalzium der Milch, das der sich immer weiter ausbreitenden Volkskrankheit Osteoporose entgegenwirken soll, ist zumindest in der Werbung der Milchfabrikanten unentbehrlich.

Ob die Kalziumaufnahme durch den Prozess der Homogenisierung und Pasteurisierung überhaupt möglich ist, gilt es zu bezweifeln. Diverse Studien sprechen von einer möglichen Resorption (Aufnahme) von 4 bis 15 Prozent.
Auch das Alter des Menschen beeinflusst die Aufnahmefähigkeit. Bei Säuglingen und Kindern im Wachstum liegt die Resorptionsrate bei bis zu 60 Prozent, da diese für den Knochenaufbau viel Kalzium benötigen. Die Aufnahmerate fällt auf bis zu 15 bis 20 Prozent bei Erwachsenen. Eine wichtige Voraussetzung, dass Kalzium in größeren Mengen vom Körper aufgenommen werden kann, ist eine ausreichende Versorgung mit Vitamin D3.

In asiatischen Ländern, in denen Menschen so gut wie keine Milch zu sich nehmen, ist Osteoporose ein Fremdwort.

Offenbar entzieht Milch dem Körper sogar Kalzium, statt es ihm zur Verfügung zu stellen, wie es uns die Werbung weismachen möchte. So wird der größte Teil des Kuhmilch-Kalziums wenige Stunden nach dem Verzehr im Urin wiedergefunden. Eine hohe Zufuhr von Proteinen, Speisesalz, Kaffee oder Alkohol erhöhen ebenfalls die Kalziumausscheidung.

Ein weiterer Punkt ist, dass Milch – wie auch andere Eiweißlieferanten – den Körper in eine Übersäuerung führt. Um diesen Zustand zu neutralisieren, puffert unser Organismus dieses Szenario mit Mineralien. Bedenken Sie: Basenpulver ist nichts anderes als eine Mischung aus Mineralstoffen – unter anderem Kalzium.

Ist nun zu wenig Kalzium zur Neutralisierung über die Nahrung vorhanden, bedient sich der Körper aus den eigenen Depots, und das sind Ihre Knochen, Haare, Nägel und Zähne.

Tiermilch ist nur für Tierkinder bestimmt

Für den menschlichen Körper ist Tiermilch ein Fremdkörper, gegen den er sich oft mit Allergien und Erkrankungen wehrt. Die Symptome sind oft nicht gleich spürbar und werden zudem meist nicht mit dem Verzehr von Milchprodukten in Zusammenhang gebracht. Ich kenne das aus eigener Erfahrung. Wie viele Kinder, habe auch ich früher täglich Kakao getrunken. Auf Anraten eines Homöopathen habe ich eine einwöchige Milchprodukte-Abstinenz eingehalten. Als ich nach sieben Tagen den ersten Kakao getrunken habe, wurde mir prompt übel und ich musste mich übergeben.

Viele Jahre später bestätigte sich diese Unverträglichkeit im Rahmen einer Allergieaustestung mittels „Ritztest" auf der Haut. Auch hier war eine deutliche Reaktion auf Kuhmilch sichtbar. Ich kann ohne weiteres einen halben Liter Milch trinken, ohne dass mir übel wird oder ich sonstige Zustände bekomme. Das heißt, ich nehme keine negativen Symptome wahr. Ich bin mir jedoch sicher, dass „intern" Prozesse ablaufen, die nicht gesundheitsförderlich für mich sind.

Tiermilch ist in ihrer Zusammensetzung ganz auf das Wachstum des Jungtieres abgestimmt. Kuhmilch deckt die Bedürfnisse des Kälbchens: schnelles Wachstum, starker Knochenbau, kräftiges Fell – jedoch mäßige Gehirnentfaltung.

Eigentlich braucht kein Mensch Kuhmilch oder irgendeine andere Milch, außer der Muttermilch – und das nur so lange, wie Mutter und Baby sich „einig sind".

Es ist richtig, dass Kleinkinder Milch besser verwerten können, da bei ihnen das Milchzucker aufspaltende Enzym Laktase aktiver ist als bei älteren Menschen. Mit zunehmendem Lebensalter nehmen diese Enzyme immer mehr ab. Wird nun der Milchzucker (Laktose) nicht mehr aufgespalten, sind die Folgen in Form von Blähungen, Durchfällen und anderen Darmproblemen spürbar.

Zur Abdeckung Ihres Kalziumbedarfs gibt es reichlich gesunde Alternativen. Eine Tasse Brokkoli hat z. B. die gleiche Menge Calcium wie eine Tasse Kuhmilch.

Sollten Sie die Finger von Kuhmilch nicht lassen können, betrachten Sie Milch auf jeden Fall nicht als Getränk, sondern als vollständiges Nahrungsmittel. Diesen Stellenwert nimmt es auch im Tierreich ein.
Eine rationale Erklärung: Grundsätzlich gehört der Mensch zur Gattung der „Säugetiere". Welches Säugetier ist Ihnen bekannt, das im erwachsenen Alter Milch verzehrt? Ihre Katze? Nein, Ihre Katze trinkt nur darum Milch, weil Sie sie damit füttern! Ohne Ausnahme trinkt jedes erwachsene Tier Wasser!

Der entscheidende Zeitraum für die Bildung einer hohen Knochendichte sind sicher die ersten 30 Lebensjahre eines Menschen. Hier ist die Einlagerung besonders effektiv. Ab Mitte 30 neigen wir eher zu einer Entmineralisierung der Knochen.
WICHTIG: Sollten Sie bereits über 35 Jahre jung sein, ist nichts verloren! Besonders dann ist es wichtig, auf eine sinnvolle und regelmäßige Zufuhr dieses Minerals zu achten.

Milchprodukte sind zwar reich an Kalzium, enthalten aber auch viel tierisches Eiweiß. Aus Forschungen ist bekannt, dass ein erhöhter Eiweißkonsum einen Kalziumverlust durch den Harntrakt mit sich bringt.

Eskimos, die sich durch Fisch sehr eiweißreich ernähren (250 - 400 Gramm/Tag) und deren tägliche Kalziumzufuhr über 2000 Milligramm beträgt, weisen die höchste Osteoporose-Rate der Welt auf.

Ein hervorragendes Kalziumgleichgewicht lässt sich bei milchloser Ernährung leicht erreichen, da ALLE Gemüsesorten und Hülsenfrüchte Kalzium enthalten. Dieses Kalzium verbleibt in den Knochen, anders als das aus den Erzeugnissen mit hohem Eiweißgehalt.

In Kulturen, in denen sehr viel Eiweiß verzehrt wird, ist die für eine gute Knochendichte erforderliche Kalziummenge, ohne zusätzliche Ergänzungspräparate, möglicherweise fast unerreichbar hoch – eine Zwickmühle.

Milch, so scheint klar zu sein, ist nicht die Lösung bei schlechter Knochendichte. Möglicherweise ist sie sogar Teil des Problems.
Probieren Sie es doch einfach einmal aus. Streichen Sie vier Wochen lang alle Milchprodukte von Ihrem Ernährungsplan. Spüren Sie hinein, was sich verändert, wie Sie sich fühlen und wie Sie nach dieser „Abstinenz" auf die erneute Zufuhr reagieren.

Nahrungsmittel	mg/100 g	Nahrungsmittel	mg/100 g
Braunalgen	1000	Fenchel	100
Sesam	783	Sonnenblumenkerne	100
Amaranth	490	Vollkornbrot	95
Leinsamen	260	Spinat	85
Karotten	255	Linsen	75
Mandeln	250	Walnüsse	70
Haselnüsse	225	Haferflocken	65
Weiße Bohnen	105	Tomaten	60
Broccoli	105	Knäckebrot	55

Kalziumgehalt in mg pro 100 Gramm Nahrungsmittel

Hunger und das Überlebensprogramm

Frank Krank hat beschlossen, zehn Kilogramm abzunehmen. Für Frank sind Abnehmen und Hungern wie siamesische Zwillinge untrennbar miteinander verbunden. Somit reduziert Mister Krank konsequent die Nahrungszufuhr. Von Hunger geplagt, liegen die Nerven blank. Doch wenigstens: Das Gewicht sinkt – leider aber auch die Lebenspower. Die ersten drei Kilos sind rasch verloren. Doch plötzlich schwindet der Ballast am Bauch so zäh. Eine weitere Essenseinsparung bringt nochmals ein Kilogramm weniger. Jetzt ist endgültig Schluss! Nichts bewegt sich mehr – und leider auch nicht mehr Franks Muskeln.
Dadurch, dass er ständig zu wenig isst, hat er auch die Power für Sport verloren. Der knurrende Magen trägt auch nicht unbedingt zur Heiterkeit bei. Na ja, wenn Hungern nichts bringt, esse ich wieder „normal", denkt sich der schlaue Frank. Doch eines bedenkt er nicht: Sein Stoffwechsel läuft jetzt auf Sparflamme, was bedeutet, dass die „normale" Essensmenge bereits zuviel ist und wieder als wertvolles Hüftgold archiviert wird...

Abnehmen durch wenig Essen oder diszipliniertes Hungern funktioniert langfristig definitiv nicht. Immer wieder werde ich mit dieser Thematik konfrontiert. Meist sind es zwei verschiedene Motive, die Abnehmwütige zu dieser Methode treiben:
Einerseits gibt es die Anti-Sportler, die ohne Bewegung überflüssige Kilos verlieren möchten. Natürlich weiß auch diese Personengruppe, dass ihre Mission mit einem gemütlichen Lebensstil und üppiger Nahrungszufuhr unmöglich wird. Nachdem Sport keine denkbare Option ist, wird versucht, über Kalorieneinsparung das Gewicht zu reduzieren. Das funktioniert zu Beginn auch recht gut. ABER: Dieser scheinbare Erfolg hält nur kurze Zeit. Erstens verlieren Sie durch Hungern wertvolle Muskelmasse und zweitens wird Ihr intelligenter Körper bald registrieren, dass eine „Hungersnot" vorliegt. Somit kommt das Überlebensprogramm auf den Plan. Die Evolution hat dem System Mensch gelehrt, dass bei Hungersnot der Stoffwechsel reduziert wird. Kommt wenig Nahrung, wird die „Flamme" reduziert. Was denken Sie? Ist eine kleine Flamme optimal, um Körperfett zu verbrennen? Wohl kaum!

Die zweite Fraktion, die „Bewusst-wenig-Esser", sind Menschen, die immer wieder versuchen, durch Auslassen von ganzen Mahlzeiten ihren Abnehmerfolg zu beschleunigen. Leider klappt das auch hier nur eine sehr kurze Zeit. Sehr rasch bemerkt der Köper den Brennstoffengpass und verlangsamt seine Stoffwechselaktivität.

Unser Körper ist perfekt – er arbeitet genau richtig. Stellen Sie sich vor, der Organismus eines Neandertalers würde immer auf Hochtouren verbrennen. Auch wenn er mehrere Tage nichts zu essen findet. Das hätte fatale Folgen gehabt – möglicherweise wären wir jetzt gar nicht hier.

Natürlich ist dieses Überlebens-Programm heute nicht mehr lebensnotwendig – zumindest nicht in Mitteleuropa! Doch nun kennen Sie die „Lebensversicherung" Ihres Körpers. Dieses Wissen können Sie für sich nutzen. Es bringt definitiv nichts, wenn Sie versuchen, Ihr Gewicht durch Hungern oder sehr wenig Essen zu forcieren. Sehen Sie es positiv. Sie können bzw. sollen regelmäßig und ausreichend essen. Wenn Sie Ihren Körper regelmäßig mit qualitativer Nahrung versorgen, werden Sie immer ausreichend Energie haben. Ihre Verbrennung läuft auf Hochtouren und Ihre Gesundheit profitiert ebenfalls maximal davon.

Sie können sich das wie einen Ofen vorstellen. Wenn Sie immer wieder Holz nachlegen, werden Sie ein kräftiges Feuer haben, das Ihnen Licht und Wärme spendet. In diesem Feuer können Sie auch Fett verbrennen.

Doch was passiert, wenn Sie die Holzzufuhr verringern oder gar aussetzen? Richtig, Ihr schönes, wärmendes Feuer wird immer kleiner, bis es erlischt. Nach diesem Prinzip funktioniert auch Ihr Körper.

Mein Erfolgs-Konzept besagt: Essen Sie kontrolliert und mehrmals täglich, und erhöhen Sie Ihren Verbrauch durch Sport. Somit brauchen Sie nicht zu hungern und genießen zudem alle positiven Effekte des Sports!

Brit Fit hat – wie Frank Krank – beschlossen, ihr Körpergewicht etwas zu verringern. Brit hat keine Lust zu hungern. Sie weiß, wenn ihr Magen zu oft rebelliert, verliert sie rasch die Motivation beim Bodyshaping. Sie plant ihren Essens-Tag. Morgens ein Müsli, mittags ein vollwertiges Menü, nachmittags gönnt Sie sich einen Früchtequark und abends nach dem Training gibt es noch Tomaten-Mozzarella-Salat. Von Hungern keine Spur! Brit fühlt sich den ganzen Tag topfit, ihr Magen bleibt „ruhig" und das Schönste: Ihre Kilos purzeln! Warum: Weil Brit Fit regelmäßig Nährstoffe für einen aktiven Stoffwechsel liefert und damit für die beste Verbrennung sorgt!

Wahre Profis – Qualitäts-Lebensmittel

Kohlenhydrate	Wirkung
(Natur-) Reis	lang anhaltende Kohlenhydrate
Kartoffeln	lang anhaltende Kohlenhydrate + Base
(Vollkorn-Dinkel-) Nudeln	lang anhaltende Kohlenhydrate
Amarant, Quinoa, Bulgur	lang anhaltende Kohlenhydrate + Mineralien + Eiweiß
Obst	Niedriger glykämischer Index + Vitamine und Mineralien
Hafer- und Dinkelflocken	lang anhaltende Kohlenhydrate + Ballaststoffe
Weizen- oder Haferkleie	Ballaststoffe
Vollkornbrot, Pumpernickel	lang anhaltende Kohlenhydrate
Knäckebrot (Roggen-Vollkorn)	lang anhaltende Kohlenhydrate

Eiweiß	Wirkung
Fisch	liefert hochwertiges Eiweiß + „gutes" Fett
Wild aus der Region	liefert hochwertiges Eiweiß + „ethische Haltung"
Magerquark	liefert hochwertiges Eiweiß + wenig Fett
Soja-Flocken/Granulat	liefert hochwertiges Eiweiß – pflanzlich
Geflügel/mageres Fleisch	liefert hochwertiges Eiweiß + wenig Fett
Lammfilet	liefert hochwertiges Eiweiß + Carnitin
Eier (bevorzugt ohne Eigelb)	liefert hochwertiges Eiweiß + wenig Fett (ohne Eigelb)
Frischkäse	liefert hochwertiges Eiweiß + wenig Fett

Fett	Wirkung
Olivenöl („natives extra")	bestens zum Braten, liefert „gutes" Fett
Rapsöl (Alba-Öl)	bestens zum Braten, liefert „gutes" Fett
Leinöl (kaltgepresst, kühl u. dunkel lagern)	liefert optimale Omega-3-Fette für Salate, Müsli
Nüsse (Walnüsse)	liefern optimale Omega-3-Fette
Leinsamen	liefert optimale Omega-3-Fette + Ballaststoffe
fetter Meeresfisch (Makrele, Sardine, Lachs)	liefert optimale Omega-3-Fette
Avocado	„gutes" Fett

Vitamine & Mineralien & sekundäre Pflanzenstoffe	Wirkung
Obst	liefert Vitamine, Mineralien + sek. Pflanzenstoffe
Gemüse	liefert Vitamine, Mineralien + sek. Pflanzenstoffe
Beeren	liefern sehr viele Antioxidantien

Flüssigkeit	Wirkung
Wasser	liefert Flüssigkeit ohne Extrakalorien
Mineralwasser	liefert Flüssigkeit ohne Extrakalorien
Tee	liefert Flüssigkeit ohne Extrakalorien

Nahrungsergänzung – notwendiges Übel?

Nahrungsergänzungsmittel sind ein sehr kontroverses Thema. Während die einen darauf schwören, halten andere es für Unfug und Geldmacherei.

Ich persönlich habe zu diesem Thema eine klare Meinung. Wenn Sie sich nicht jeden Tag vorbildlich ernähren, sind Nahrungsergänzungen wertvollste Bausteine. ABER: Es kommt auf das richtige Produkt an!

Das Angebot an diesen Supplements ist fast unüberschaubar. Jede Substanz gibt es als Einzelpräparat (Monopräparat) oder im Verbund mit anderen Nährstoffen. Sie brauchen nicht jeder Werbung zu glauben! Von irgendwelchen Knoblauchkapseln werden Sie nicht automatisch schlanker! Auch wenn die Werbebilder etwas anderes versprechen.

Für mich sind wenige Produkte wirklich sinnvoll. Ich selbst nutze einige Zusätze wie z. B. Omega-3, Vitamine und Mineralien das ganze Jahr hindurch.

Wenn Sie nicht täglich mehrere Portionen Obst und Gemüse von hoher Qualität (Rohstoff und Zubereitung) essen, kann eine Ergänzung mit einer hochwertigen Nahrungsergänzung die somit sicher entstehenden Defizite abdecken. Mir geht es nicht darum, nur Pillen zu schlucken. Im Vordergrund steht Ihre Gesundheit und Leistungsfähigkeit. Es gibt eine – nicht zu kleine – Gruppe von Menschen, die dieses Thema einfach als unnötig und schlecht abstempelt. Natürlich soll jeder seine Meinung vertreten. Doch genau diese Menschen jammern auch, wenn hier und da im Körper etwas nicht „funktioniert".

Wenn Sie aber jeden Tag fit, schön und gesund sein wollen, müssen Sie Ihren Körper auch jeden Tag mit dem Besten versorgen. Die Augen vor dem Thema zu verschließen, macht wenig Sinn.

Wenn Sie Biobauer sind und täglich fünf Portionen Obst und Gemüse verzehren, bin ich der letzte, der Ihnen zu „Vitaminen aus der Dose" rät.

Natürlich gibt es viele schlechte Produkte auf dem Markt – doch die müssen Sie ja nicht kaufen!

Nahrungsergänzung ist für mich so selbstverständlich wie der Besuch des Fitness-Centers. Diese Studios sind nichts anderes als „Bewegungs-Ergänzung". Wenn Sie Bergbauer sind und den ganzen Tag hart arbeiten, benötigen Sie kein Fitness-Center, um Schwung in Ihre Muskeln zu bringen. Vielleicht eher um Ihre – von der harten Arbeiten entstandenen – Haltungsschmerzen wieder zu korrigieren. Bemerken Sie etwas? Bauer müsste man sein! Dann brauchen Sie weder Fitnesscenter noch Nahrungsergänzung!

Nahrungsergänzungen sollten ihrem Namen entsprechend eingesetzt werden. Als ERGÄNZUNG zur normalen Nahrung, wir sprechen ja nicht von Nahrungsersatz. Nahrungsergänzungen ersetzen niemals eine gesunde Ernährung! Für mich stellt die gesunde Basisernährung das unumstößliche Fundament dar. Gerne vergleiche ich dieses Thema mit einem Auto. Was nützt Ihnen ein toller Spoiler, wenn Sie kein Lenkrad im Wagen haben? Kümmern Sie sich erst um die Basics. Das bedeutet regelmäßiges Essen mit „guten" Kohlenhydraten, mit hochwertigem Eiweiß und „gesunden" Fetten. Dazu vitaminreiche Kost aus Obst und Gemüse. Wenn Sie das geschafft haben, können Sie an eine Optimierung mit Supplementen denken. Wenn Ihr Automotor von gutem Motoröl geschmiert wird, Ihr Tank mit Treibstoff gefüllt ist und Ihre Bremsen ordentlich funktionieren, können Sie sich tolle Felgen kaufen – vorher nicht.

Wenn Sie nun zur Optimierung schreiten, empfehle ich Ihnen, eine seriöse Beratung in Anspruch zu nehmen. Für viele Menschen ist das die Apotheke – für mich nicht zwingend! Das Sortiment der Apotheken verfügt über ebenso viele unnötige Produkte wie der Lebensmittelladen um die Ecke. Werfen Sie doch einmal ein Auge auf die Hersteller der Apotheken-Produkte. Sie werden feststellen, dass diese Produzenten oft die gleichen sind, die die „gesundmachenden" Medikamente herstellen. Ein logischer Gedanke drängt sich auf: Denken Sie wirklich, dass die Pharma-Konzerne hochwertige Präventions-Supplemente auf den Markt bringen, die die Menschen gesund erhalten? Ist das Milliarden-Geschäft mit kranken Menschen nicht viel lukrativer?

Aktuell sieht unsere Gesundheitspolitik etwa so aus: Ein Prozent der Ausgaben werden für Prävention ausgegeben, die restlichen 99 Prozent für die Behandlung der Erkrankungen. Daraus resultiert auch, dass unser Gesundheitssystem (das eigentlich Krankheitssystem heißen sollte) nicht mehr finanzierbar ist. Immer häufiger werden Sie mit Selbstbehalten und Leistungskürzungen zur Kasse gebeten.
Hierdurch wird ganz klar: Gesundheit wird immer mehr zur Eigenverantwortung (was es immer schon war!) und Kranksein wird in Zukunft sehr teuer! Somit stellt sich auch nicht die Frage, ob ein paar Euro für eine hochwertige Nahrungsergänzung richtig investiert sind.
Vielmehr sollten Sie sich fragen: Investiere ich jetzt etwas Geld in meine Gesundheit oder später viel mehr Geld in meine Krankheit? Und hier spreche ich nur von Geld – was im Grunde nichts bedeutet! In erster Linie können Sie sich fragen, möchte ich gesund oder krank sein? Was den Unter-

schied an Lebensqualität betrifft, erinnern Sie sich einfach an Ihre letzte banale Erkältung. Dieses Kranksein findet nach wenigen Tagen ein Ende. Eine Diabetes oder ein Herzinfarkt sind da schon ein anderes Kaliber…

Welche Nahrungsergänzungen sind sinnvoll?

Omega-3

Dieses gesunde Fett nehmen wir über unsere herkömmliche Ernährung sehr wenig auf. Wer diese nicht gezielt mit dem Essen aufnimmt, wird zwangsläufig ein Defizit an Omega-3-Fetten haben. Gute Lieferanten dafür sind z. B. fetter Meeresfisch, Algen, Leinsamen, Leinöl und Walnüsse.
Omega-3-Supplemente bekommen Sie mittlerweile in jedem Discounter. Diese würde ich persönlich nicht kaufen, denn Qualität bekommen Sie nicht für ein paar Cent. Wenn Sie ein Billigprodukt kaufen, erwerben Sie z. B. Fischöl aus Zuchtfischen, die mit billigen Futtermitteln „gemästet" wurden. Die Qualität dieses Produkts kann nicht die gleiche sein, als wenn das Omega-3-Fett aus frei lebenden Fischen oder Krill gewonnen wird.

Eiweiß-Pulver

Eiweiß ist Grundbaustoff Ihrer Zellen. Ihr Körper braucht jeden Tag ausreichend Eiweiß – vorausgesetzt Sie wollen Ihren Körper regenerieren und gesund bleiben.
Oft werde ich gefragt: brauche ich unbedingt Eiweißpulver? Die Antwort lautet: NEIN. Wenn Sie ein Kilogramm Fisch pro Tag essen, brauchen Sie definitiv keine Eiweiß-Supplemente! Auch hier geht's wieder um Ergänzung der Nahrung. Meine Erfahrung zeigt, dass besonders oft Frauen Defizite in der Proteinversorgung aufweisen. Ein Joghurt am Morgen, ein Salat am Mittag und abends nur eine Scheibe Knäckebrot liefern definitiv zu wenig lebensnotwendiges Protein!
Wenn Eiweiß-Pulver zum Einsatz kommt, ist eine professionelle Beratung sinnvoll. Denn der Markt ist riesig. Hunderte verschiedene Hersteller produzieren tausende unterschiedliche Proteinpulver.
Begriffe wie Whey-, Egg-, Milk-, Sojaprotein, Isolat oder Konzentrat, Mikro- und Ultrafiltration führen beim Laien nicht unbedingt zum klaren Durchblick.
Ein hochwertiger Eiweiß-Shake kann die Umsetzung einer guten Leistungskost maßgeblich unterstützen und vor allem praktikabel machen. Es nützt Ihnen wenig, eine (oft unbegründete) Abneigung gegenüber solchen

Produkten zu pflegen und dafür täglich ein Baustoffdefizit zu produzieren. Eiweiß brauchen Sie, und zwar täglich! Was passiert, wenn Sie es nicht über die Nahrung zuführen? Ihr Körper entleert die Eiweiß-Depots – Ihre Muskeln!

Vitamin- und Mineralstoffpräparate

Diese Sparte der Nahrungsergänzung ist wohl am verbreitesten. Vitamine gelten als gesund und viel davon kann nicht schaden – so denken zumindest viele. Also „schmeißen" wir doch einfach ein paar Pillchen ein.

So einfach sollten Sie es sich nicht machen. Schon mal gut, dass viele Menschen offen für dieses Thema sind. Wenn Sie nicht täglich ausreichend gesunde Lebensmittel essen (können), bieten Vitaminpräparate eine mögliche Ergänzung. Aber bitte mit einem hochwertigen Produkt.

Qualität bedeutet für mich, dass das Produkt seinen Ursprung in der Natur hat – und nicht im Labor. Vitamine lassen sich synthetisch herstellen, nicht aber die vielen tausend Gesundheitsstoffe, wie beispielsweise sekundäre Pflanzenstoffe.

Achten Sie beim Kauf eines Produkts darauf, dass es aus möglichst vielen **verschiedenen natürlichen Lebensmitteln** gewonnen wird. Wenn dieses Produkt auch noch unabhängige Wirksamkeits-Studien aufweist, sind Sie sicher gut bedient.

Abschließend zum Thema Nahrungsergänzung: Aus meiner Sicht können hochwertige Produkte die Lücke zwischen einer guten und einer optimalen Ernährung schließen. Niemals aber bieten sie einen Ersatz für gesundes und genussvolles Essen.

Praxis-Tipps Ernährung

Eine gesunde Ernährung muss geplant werden. Die „zivilisierte" Welt ist nicht in erster Linie darauf ausgerichtet, dass Sie mit wertvoller Nahrung versorgt werden. In erster Linie gilt es, die Verkaufszahlen der großen Konzerne hoch zu halten. Dieser gewünschte Profit lässt sich einfacher mit Fastfood und Energydrinks machen als mit hochqualitativer Nahrung.

Hier gilt es ganz klar Eigenverantwortung zu übernehmen! Gesunde Ernährung ist Management-Sache. Wenn Sie langfristig gesund und fit sein wollen, müssen Sie sich um Ihre Energieversorgung Gedanken machen – im Vorfeld.

Wir organisieren tausend Dinge! Wir planen den Hausbau, den Urlaub, die Wochenenden – aber nicht unser Essen! Würden Sie ohne Benzinvorräte quer durch die Wüste fahren? Wohl kaum! Ich habe zehn Jahre hauptberuflich als Notfall-Sanitäter gearbeitet. Ich war direkt neben dem Krankenhaus stationiert, wodurch ich eine Kantine nutzen konnte. In zehn Jahren war ich ganze zwei Mal dort zum Speisen. Natürlich ist es angenehm, einfach Platz zu nehmen und zu essen. Doch ich strebe nach Zielen wie Gesundheit und Leistungsfähigkeit. Ich versorge meinen Körper mit hochwertiger Nahrung, nach meinen Ideen und Bedürfnissen!

Jeweils am Vortag habe ich meinen „Verpflegungs-Rucksack" mit fünf Mahlzeiten gepackt. Da ich jeweils zwölf Stunden am Stück gearbeitet habe, hatte ich vom Frühstück bis zum Nachmittags-Snack alles dabei. Meine qualitative Energieversorgung war immer gesichert!

Natürlich ist das mit gewissem Aufwand verbunden. Beste Gesundheit, ein Übermaß an Energie und ein tolles Gefühl sind diese 15 bis 30 Minuten am Vortag aber sicherlich wert!

Wenn Sie jeden Tag gesund, schön und fit sein wollen, müssen Sie auch jeden Tag für sich sorgen! Wenn Sie morgens aus dem Haus gehen ohne zu wissen, wo Sie heute Ihre Leistungskost bekommen, dürfen Sie sich nicht wundern, wenn Sie Stunden später am Imbiss-Stand stehen und eine Currywurst verdrücken! Schnell gegessen – und satt für wenige Stunden sind Sie – das stimmt. Doch das Ergebnis dieser Schrott-Attacke für Ihre Zellen ist mir leider auch bekannt…

Planen Sie Ihre Ernährung. Wenn Sie morgens aufstehen, müssen Sie bereits wissen, was es zum Frühstück gibt. Ansonsten übernimmt Ihr innerer Schweinehund das Ruder, und es bleibt bei Kaffee und Süßgebäck beim Bäcker um die Ecke.

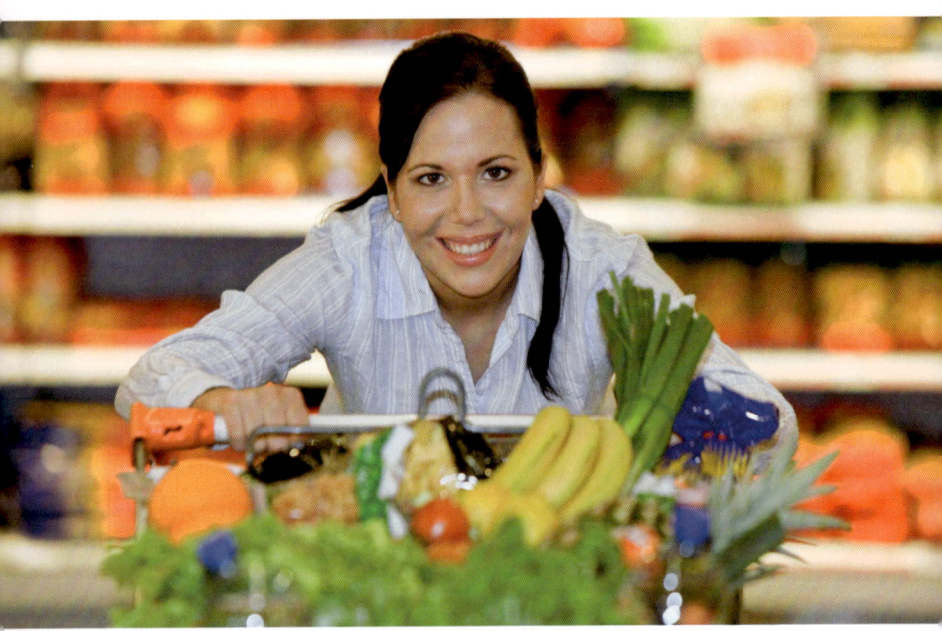

Gesunde Ernährung beginnt bereits beim Einkauf

Wenn Sie oft im Auto unterwegs sind, deponieren Sie eine Wasserflasche im Auto. Das ist Ihnen im Sommer zu heiß und im Winter zu kalt? Wenn Sie an gesunden Bandscheiben und einem funktionierenden Stoffwechsel interessiert sind, gibt es auch dafür eine Lösung – z. B. eine Kühlbox fürs Auto. Sie sehen: Wo eine Wille, da ein Weg!

Wenn Sie den ganzen Tag mit Kunden zu tun haben, sorgen Sie für Mahlzeiten, die nicht allzu viel Zeit in Anspruch nehmen (grundsätzlich bin ich der Meinung, dass Zeit zum Essen sein MUSS). Wenn Sie aufs WC müssen, werden Sie auch Wege und Mittel finden, diesem Grundbedürfnis nachzugehen – warum also nicht auch beim Essen?!

Keine Zeit zum Essen gibt es nicht! Oder haben Sie manchmal auch keine Zeit, Ihr Auto zu tanken, wenn der Tank fast leer ist?
„Leider" ist unser Körper so, dass er lange Zeit nicht rebelliert, wenn Sie ihn nicht ordentlich behandeln. Ihr Auto ist hier nicht so gnädig! Sobald der Tank leer ist, bleibt es stehen. Ihr Körper verfügt über einige „Notstrom-Aggregate", die auch ein Großteil der Menschen regelmäßig anzapft. Denken Sie nur daran, dass auch eine Notstromversorgung irgendwann zu Ende geht…

Einkaufsliste

Lebensmittel	zu beachten
Nudeln	Dinkel- oder Vollkornnudeln
Reis	Naturreis, Vollreis
Beerenmix	tiefgekühlt oder frisch
Bulgur	optimal ist Bioanbau
Cous-Cous	optimal ist Bioanbau
Käse	fettarme Produkte bevorzugen
Fisch (z. B. Lachs, Dorsch, Scholle, Zander)	natur – nicht paniert aus ökologischem Fischfang
Frischkäse/Hüttenkäse	magere Varianten bevorzugen
Früchtemüsli	ohne Zuckerzusatz
Gemüse	frisch oder tiefgekühlt (ohne Fett und Zucker)
Hühnereier	am besten vom örtlichen Bauer
Kartoffeln	optimal ist Bioanbau
Kidney- und/ oder Sojabohnen	optimal ist Bioanbau, nicht genmanipuliert
Knäckebrot	Vollkorn oder Roggen
Leinsamen und Leinöl	am besten vom örtlichen Produzenten, kühl und dunkel aufbewahren, in wenigen Wochen verzehren
Magerquark	aus Erfahrung: Schweizer Quark ist viel cremiger
Mozzarella „light"	evt. laktosefrei
Naturjoghurt	evt. laktosefrei
Obst	optimal ist Bioanbau
Olivenöl	auf Qualität achten („Natives Extra")
Puten- oder Hühnerfleisch	am besten vom örtlichen Bauern
Putenschinken	am besten vom örtlichen Bauern
Kalbs- oder Rinderfilet	am besten vom örtlichen Bauern

Lebensmittel	zu beachten
Salatgemüse (Salat, Tomaten, Gurken, Paprika...)	optimal ist Bioanbau
Schafskäse	regionale Produkte
Soja-Joghurt	nicht genmanipuliert
Soja-Granulat	nicht genmanipuliert
Sojamilch „Natur" oder „Kalzium"	keine gezuckerten Varianten
Thunfisch in Wasser	aus ökologischem Fischfang (MSC)
Vollkornbrot (Kornspitz oder Kornbrötchen)	Vollkorn oder Roggen
Walnüsse und Cashewnüsse	ungesalzen
Müslimischung (ohne Zuckerzusatz)	Früchtevarianten den Schokomüslis vorziehen
Grünkern	optimal ist Bioanbau
Amarant	optimal ist Bioanbau
Quinoa	optimal ist Bioanbau
Wild	am besten vom persönlich bekannten Jäger

AKTION

Drei Seiten, die IHR Leben verändern

1. Mentaler Kompass

- **Definieren Sie ein klares Ziel!**

  Mein Ziel ist: _____

  _____

  _____

  _____

- **Finden Sie Ihr Warum!**
  Warum wollen Sie Ihre Fitness und Gesundheit auf
  Vorderfrau/Vordermann bringen?

  _____

  _____

  _____

- **Mein erster Schritt ist:**

  _____

- **Keine Ausnahmen in Sport und Ernährung im ersten Monat!**

- **Ich GLAUBE an mich und erreiche meine Ziele!**

2. Ernährung – tanken Sie „Superbenzin"

Essen Sie entweder
- dreimal täglich
- dreimal täglich + zwei Zwischenmahlzeiten,
  die ausschließlich Eiweiß liefern

Planen Sie Ihren „Ernährungstag"
Wenn Sie morgens aus dem Haus gehen, wissen Sie, was Sie während des Tages essen werden.

Kohlenhydrate sind okay, aber ohne Fett!
Trennen Sie Kohlenhydrate von Fett: Nudeln ja, aber ohne Rahmsauce.

Essen Sie bei jeder Mahlzeit Eiweiß
Protein kommt von „protos" und bedeutet das Erste!

Trinken Sie mindestens zwei Liter pro Tag
Ihr Körper braucht Wasser! Keine Fruchtsäfte, keine Limonade oder sonstigen kalorienhaltigen Getränke.

Alkohol und Süßigkeiten gibt's nur am Wochenende
Ohne Ausnahmen unter der Woche!

Gemüse ist Ihr Freund
Essen Sie soviel davon, wie Sie wollen.

3. Sport – tunen Sie Ihre Muskeln

Training, nicht Bewegung
Fordern Sie Ihren Körper. „Bewegung" alleine verändert Ihren Körper nicht!

Planen Sie Ihre Sportwoche
Definieren Sie im Vorfeld wann und wie Sie trainieren werden.

Trainieren Sie mindestens dreimal pro Woche
Besser noch: zweimal Krafttraining und zweimal Ausdauertraining

Erholung und Pausen
Widmen Sie Ihrer Regeneration die nötige Aufmerksamkeit. Erst wenn das Verhältnis zwischen Training und Erholung stimmt, haben Sie den erwünschten Erfolg.

Trainieren Sie regelmäßig
Ganz gleich, ob Sie dienstlich unterwegs sind oder gerade viel um die Ohren haben. Es geht um SIE. Ihr Training hat Platz – wenn Sie es wirklich wollen!

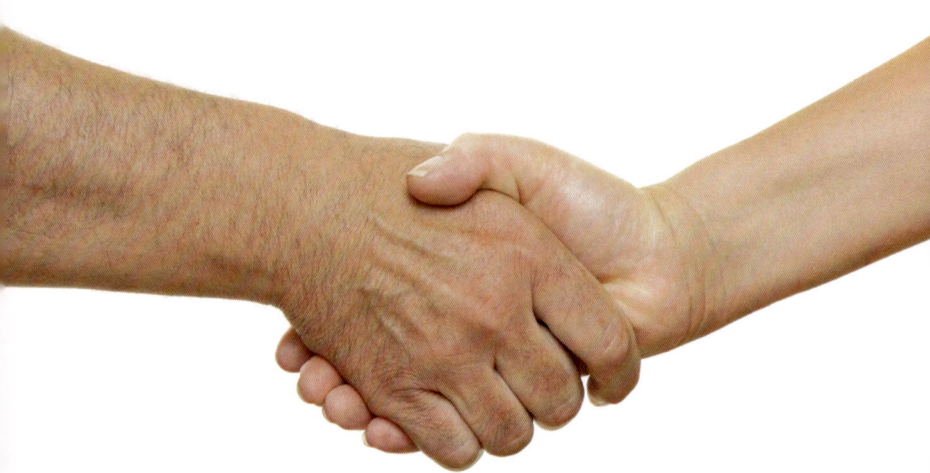

„Hand drauf" – ab jetzt geht's los!

Der Frosch im Kochtopf

Wissen Sie was geschieht, wenn Sie einen Frosch in einen Topf mit kochendem Wasser werfen? Er erkennt sofort die schlechte Lage und springt in Sekundenschnelle wie der Blitz aus dem Kochtopf.

Wenn Sie nun einen Frosch in einen Topf mit kaltem Wasser stecken und das Wasser langsam immer heißer werden lassen bis es kocht, merkt der Frosch diese Veränderung nicht. Er bleibt im Wasser sitzen bis er stirbt! Er erkennt die kleinen, langsamen Veränderungen zum Negativen nicht und ist deshalb außer Stande zu reagieren.

Genau nach diesem Muster verhalten sich sehr viele Menschen. Wenn sich unser Leben schrittweise verschlechtert, wir langsam immer dicker und träger werden, erkennen wir den Prozess unseres „Verfalls" oft zu spät. Wir zögern weiter, lassen uns vom Leben „abkochen" – und verschenken unsere mögliche Lebensqualität!

Wenn Sie zu lange warten, verhalten Sie sich im Prinzip wie der Frosch im Kochtopf.

Hingegen erkennen viele Menschen, die abrupt in eine Krise (z. B. Herzinfarkt) geraten wie der Frosch ins heiße Wasser, die Missstände und versuchen „herauszuspringen". Mein Tipp: Warten Sie nicht, bis die Situation überkocht!

Wenn Sie noch nicht aufgebrochen sind zu mehr Fitness und Lebensqualität, dann starten Sie jetzt! Der beste Zeitpunkt, Positives in Gang zu bringen, ist JETZT. Verschieben Sie die wichtige Mission nicht ständig in die Zukunft. Wenn Sie abwarten, bis dieser oder jener Geburtstag vorbei ist, Weihnachten vorüberzieht oder der Sommerurlaub Geschichte ist, werden Sie nie starten.

Es finden sich immer Anlässe und Ausreden, um Ihre Fitness-Mission zu verschieben. Seien Sie sich bewusst: Sie verschieben lediglich Ihren Zugewinn an Lebensqualität.

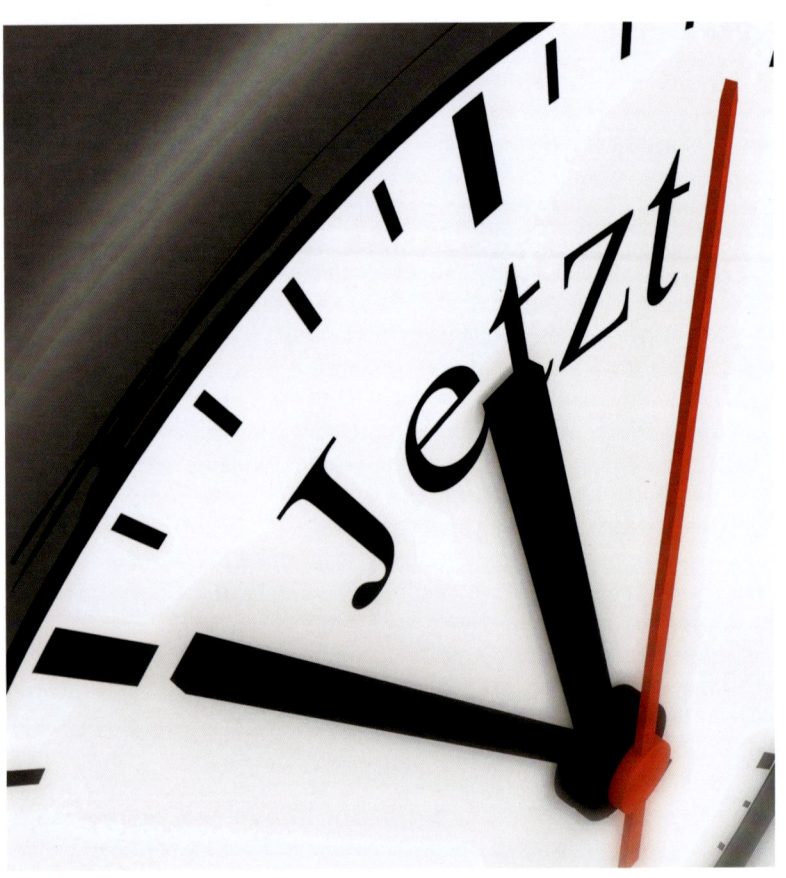

STARTEN SIE JETZT! Viel zu wichtig ist dieses Thema, um nicht gleich damit loszulegen.

**„Sie müssen nicht alles an einem einzigen Tag tun,
um Erfolg zu haben,
aber Sie müssen zumindest anfangen."**

Wenn Sie nun beginnen, lege ich Ihnen eines ans Herz: Starten Sie mit einem professionellen Programm. Wenn Sie kein Experte im Bereich Fitness sind (und das ist nicht notwendig), holen Sie sich Unterstützung. In vielen anderen – oft unwichtigeren – Belangen des Lebens, suchen wir auch den Rat eines Experten.

Professionelle Unterstützung

Oft kommen Menschen zu mir, die bereits „alles" versucht haben, um Ihre Fitness zu verbessern bzw. ihr Wunschgewicht zu erreichen. Leider meist erfolglos. Gezeichnet durch minimales Selbstvertrauen sehen diese Personen die letzte Rettung im Personaltraining. Wenn deren Selbstvertrauen auf dem Tiefpunkt ist, dann ist es meist aus einem einfachen Grund: Menschen verlassen sich beim Thema Fitness auf ihr Gefühl, ganz nach dem Motto: Ich weiß schon, wie es geht.
Die Realität zeigt leider ein anderes Bild.

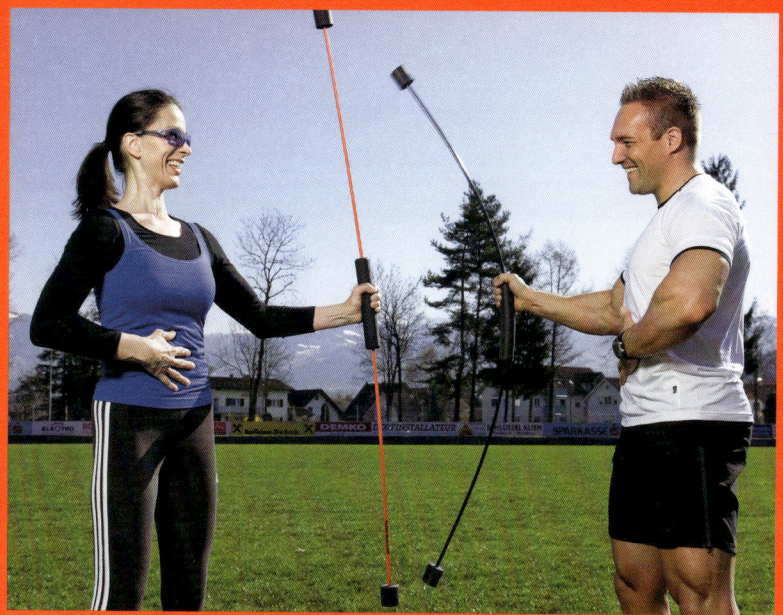

Personaltraining = Erfolg und Spaß

Stellen Sie sich vor, Sie haben bereits unzählige Diäten erfolglos hinter sich gebracht, mehrere Fitness-Abos bezahlt (aber nicht trainiert) und sich beim Joggen versucht – außer dem roten Kopf und einer keuchenden Lunge haben sich leider keine Effekte eingestellt.

Was denken Sie, wie sich diese Fehlschläge auf Ihr Selbstvertrauen auswirken? Mit jedem gescheiterten Versuch werden Sie kleiner und kleiner und kleiner – bis Sie am Ende zu dem Resümee kommen (müssen): „Ich bin halt kein Sportler."

NEIN, das muss nicht sein. Entscheiden Sie sich von Beginn an für ein professionelles Konzept. Dann haben Sie noch das nötige Vertrauen und die Power, dieses Konzept umzusetzen. Mit jeder Woche werden Sie fitter, Ihr Körper wird schlanker, und was passiert mit Ihrem Selbstvertrauen? Na klar, es steigt!

Sparen Sie hier nicht an der falschen Stelle. Sie profitieren 24 Stunden täglich von Ihrem neuen Lebensstil!

Endlich am Ziel – und jetzt?

Menschen fragen mich: Was mache ich, wenn ich mein Ziel erreicht habe? So einfach – und für manche schmerzlich – ist die Antwort: „Genauso weitermachen!"

Was denken Sie, würde passieren, wenn ein Profisportler nach dem Erreichen des Profistatus' seinen Trainingsumfang reduzieren würde? Richtig, er wäre bald wieder in der Liga der Amateure!

Ihre aktuelle körperliche Verfassung ist ein Spiegelbild Ihres Lebensstils. Verändern Sie Ihren Lifestyle – verändert sich Ihr Körper. Das Spiel ist ganz einfach gerecht und funktioniert in beide Richtungen!

Wenn Sie Ihr Fitnessziel erreicht haben – GRATULATION. Nun unterscheiden Sie sich zu 90 Prozent von Menschen, die auch gerne fitter sein würden, es aber leider nicht schaffen.

Aus meiner Erfahrung weiß ich, dass sich Ziele im Laufe des „Fitnessweges" oft maximieren. War der Wunsch zu Beginn, fünf Kilogramm abzunehmen, werden die Ansprüche mit zunehmendem Erfolg größer. Das ist grundsätzlich in Ordnung und auch kein Problem. Wichtig ist allerdings, dass Sie auch Ihre Erfolge wahrnehmen und diese genießen. Tanken Sie Kraft aus Erreichtem – es ist IHR Erfolg.

Disziplin, Wille und Tatkraft haben Sie zu diesen Errungenschaften geführt. Seien Sie stolz auf sich!

Ansonsten ergeht es Ihnen wie vielen Menschen in der erfolgsorientierten Geschäftswelt. Ständiges Streben nach mehr – rastloses Hetzen nach Maximierung. Ihre Lebensfreude weicht dann den kurzfristigen „Kicks" des Erfolgs.

Natürlich setzen Sie sich weiterhin Ziele. Auch die Erhaltung Ihrer neu gewonnenen Fitness und Gesundheit kann ein Ziel sein. Klar definierte

Wünsche geben Kraft und geben Ihnen die Richtung vor. Es ist eine starke Kraftquelle – schöpfen Sie daraus!

> **„Wer glaubt, keine Zeit für seine**
> **körperliche Fitness zu haben,**
> **wird früher oder später**
> **Zeit haben müssen,**
> **um krank zu sein."**
>
> **„Wofür entscheiden Sie sich?"**

Körper gut – alles gut?

Fitness, Leistungsfähigkeit und Schönheit haben heute einen hohen Stellenwert in unserer Gesellschaft. Ich kann mich dafür ebenfalls seit zwei Jahrzehnten begeistern. Und es fühlt sich wirklich fantastisch an, wenn man sich auf seinen Körper verlassen kann. Was ich Ihnen unbedingt mit auf den Weg geben möchte, was noch wichtiger ist als ein gut trainierter Körper: „Trainieren" Sie auch Ihr Inneres – Ihr Herz und Ihre Seele.
Zu viele Menschen versuchen, über den Körper innere Defizite auszugleichen – natürlich oft unbewusst. Ich kann Ihnen eines versichern: Wenn sie ausschließlich über die Hülle Ihr Glück suchen, werden Sie längerfristig scheitern.

Hören Sie auf Ihr Herz. Fragen Sie sich, was Ihr Herz zum Singen bringt? Ist es wirklich „nur" ein toller Körper? Verstehen Sie mich bitte richtig: Dieses Buch handelt überwiegend vom Körper, von unserer Hülle. Die ist auch enorm wichtig für unser Leben hier auf dieser Erde. Genau so wichtig wie Ihr Geist und Ihre Seele. Denn in einem kranken Körper lebt es sich wesentlich beschwerlicher.

„Mens sana in corpore sano."

Da ich in meiner täglichen Arbeit hautnah erlebe, was passiert, wenn nur ein Teil – meist der geistige – gelebt wird, erkenne ich die Wichtigkeit der

„Ganzheit" des Menschen. Ich lege Ihnen ans Herz, sich wirklich auf allen Ebenen um sich selbst zu kümmern. Körperlich, geistig und emotional. Für Ihren Körper haben Sie hier ein Werk in der Hand, das Sie ganz bestimmt auf die nächsthöhere Ebene heben wird. Vorausgesetzt: Sie gehen diesen Weg.

Enge Freunde behaupten gerne, dass ich die Ziele meiner Klienten oft mehr will als meine Klienten selbst. Vielleicht liegt es daran, dass ich weiß, welche Möglichkeiten Menschen haben. Was sie alles erreichen können, wenn sie diesen Erfolgsweg konsequent gehen, welch unglaubliche Transformationen möglich sind und welch eine enorme Steigerung der Lebensqualität dadurch eintritt.

So viele Success-Stories durfte ich bereits mitgestalten – ich habe einfach Vertrauen in den Erfolg der Menschen.

Ich wünsche auch Ihnen dieses Vertrauen in sich selbst. Die Fähigkeit, sich ganz für etwas zu engagieren, ist großartig. Ich fühle mich geehrt, wenn Sie mich als Ihren persönlichen Trainer ausgewählt haben. Ich glaube, dass die Gedanken in diesem Buch Sie inspirieren und motivieren werden, sich auf den Weg zu machen: Auf Ihren Weg zu mehr Gesundheit, Leistungsfähigkeit und zu mehr Lebensfreude.
Bedenken Sie stets: Sie haben Ihre Fitness und Gesundheit in Ihren Händen. Das Zauberwort heißt EIGENVERANTWORTUNG. Als Kinder wollten wir immer alles selbst bestimmen. Jetzt haben Sie die Möglichkeit. Dazu noch mit dem höchsten Gut des Menschen: Ihrer Gesundheit!

Ich wünsche Ihnen ein kraftvolles, glückliches und gesundes Leben!

Ihr Andreas Bösch